IBS ┃過敏性腸症候群┃ の診かたでお困りですか？

内科外来診療術

著者

田中 由佳里

南江堂

まずはじめに：本書の目的と構成

　あるとき，過敏性腸症候群 irritable bowel syndrome（IBS）の話になり，とある消化器内科医から言われた言葉です．山に霧がかかっていると，遠くから見るぶんには「あそこにある」ってわかる．朝に霧がかかることが多いのは経験上知っているんだけど，明日朝どれくらいの確率で霧が出るのか，どんな気候条件がそろうと出てくるのか自分ではしっかりと説明できない…．実際に近寄ると，先が見通せないため，進む方向に迷い，歩いているようでいて無駄な動きをしてしまうこともある．その上，霧の中にいると，これから雨が降るのか，霧が晴れていくのかわからない…．

　それを話してくれたのは，内視鏡治療のエキスパートでもあり，いわゆる「消化器内科」の王道を行く先生です．この「感覚」は，日常診療で消化管や一般内科をご専門にする先生の印象と近いのではないでしょうか．

　「トイレに駆け込むほど切羽詰まった腹痛が出て，トイレで唸りながら水様便か硬便を出す．出してしまえば（時に数回行き来することもありますが），その後のスケジュールは通常どおりこなせる．これが週に1回以上，数ヵ月以上（時に年単位）続いている．」

　このような訴えはよく耳にするかと思います．しかし，いざ細かく診ていくと，困っていそうだけど緊急的な疾患とは考えにくいし，一般的な検査を行っても大した所見がなさそうで…．そこで再度問診すると，どうもストレスが関連していそうな話が出てきて「さて，内科でこのまま進めていいのだろうか」と．この本の主な読者である研修医や，内視鏡を触りたての消化器専攻医の先生方は，日常では救急疾患の鑑別や内視鏡所見の勉強に明け暮れているかと思います．そのような中「慢性腹痛」という症候を前にして，消化管や胆膵以外の腹部臓器，さらに腹部以外の原因も考慮した鑑別疾患をあげていくことは，時に混乱し，困難を極めることもあるでしょう．

　そこで本書は，消化器内科医や一般内科医，つまり臓器の観点から診察を行う医師に向けて，機能性消化管疾患，中でも患者数がとても多いとさ

れる IBS について，実臨床で役立つ知識のほか，病態についてもご理解いただけるよう作成しました．これらについては，論文からの引用をベースに話を進めながら，ROME Book やガイドライン本に書いてある基本事項について，臨床場面をイメージしやすいよう，あえて例示や噛み砕いて書いている部分もあります．もし興味のある内容があれば，ぜひ深掘りしていただければと思います．

● 過敏性腸症候群（IBS）のガイドライン

IBS について，診断のガイドラインがあります．まず病態の詳細を説明する前に，疾患の定義についてご説明します．

過去にさまざまな診断基準が用いられていましたが，それらの統一をはかるため，1992 年に国際基準として Rome I 基準が発表されました．Rome II を経て，2006 年に Rome III 基準が，そして 2016 年に Rome IV 基準が発表されました．これまで英語で書かれた ROME Book のみがオフィシャルの情報源でしたが，日本消化器病学会から『機能性消化管疾患診療ガイドライン 2020 過敏性腸症候群（IBS）』，さらに日本消化器病学会関連研究会慢性便秘の診断・治療研究会から『慢性便秘症診療ガイドライン 2017』が出版されました（図 1）．

これらの本には，世界レベルのエビデンスをもとに，病態生理や疫学，治療などの情報も書かれており，この分野にご興味がある方にはぜひ一読をおすすめします．日本語版などの多くのガイドラインが出てきた背景と

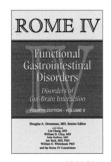
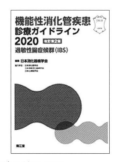
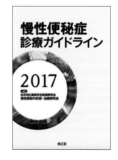

図 1　IBS・機能性便秘のガイドライン

して，2010年頃からIBSや慢性便秘症に使用できる薬剤が相次いで登場するなど格段に治療手段が増えてきたこと，また一般市民への認知度の上昇，医療現場でのニーズの高まりがあります．

　一方で，これら薬剤の使い方や組み合わせ方，また診断に至るまでのストラテジーについては，まだまだ難しさがあります．あくまで患者の自覚症状や状態をベースにした診断基準のため，数多の鑑別疾患の中から機能性消化管疾患と診断するには，不安や迷いが出るとの声もあります．さらに，便秘について，Rome IVでは「便秘型IBS」と「機能性便秘」が分かれていますが，Rome IVの腸障害スペクトラムより，わが国では同じ「慢性便秘症」として取り扱うことが可能であると考えられています．この点の病態差異や薬剤処方についても時々質問を受けることがあります．

　そこで，本書では臨床で「慢性腹痛，便性状異常」などの患者に出会った場面をスタートに，診療の流れに沿って話が展開するように構成を心掛けました．

　興味にあわせて，好きな箇所から読んでいただいてももちろん構いません．

　ぜひ本書を通じて，機能性消化管疾患，中でもIBSに興味を持っていただけましたら幸いです．

目　次

臨床 Q & A

1. 過敏性腸症候群（IBS）とはどんな疾患？

田中　IBSって聞いたことある？

研修医A　えっと，潰瘍性大腸炎とクローン病でしたっけ？

田中　惜しい．それはIBD（inflammatory bowel disease）のことだね．よく間違えられちゃうんだよね．

研修医A　（その場で調べて…）あ，過敏性腸症候群のことですか．聞いたことあります．テスト前とかにおなかが痛くなったりする病気ですよね．

田中　そうそう，それ．

研修医B　私，多分IBSで，国試のとき，おなか壊さないか心配でした．なんとか無事に試験中はおなかを壊さず終わることができて，今のとおりです．

田中　よかったねえ．いつ症状が出るか予測がつかないところがつらいよねえ．

● 過敏性腸症候群 irritable bowel syndrome（IBS）とはどんな疾患？

　IBSではざっくりと以下のような症状がみられます．

　・予期せずおなか（下腹部）が痛み出す．

　→トイレに駆け込むほどの便意．

　→その際の便は水様もしくは硬便（通常の「バナナ状便」に対して）．

　→排便してしまえば，日常生活に戻れる．

　これが週1回以上，3ヵ月以上にわたって慢性的に続いている状態を指します．

　この症状をもう少し生理学的に言い換えると，以下のようになります．

表1 過敏性腸症候群の診断基準（Rome IV）

	少なくとも診断の 6 ヵ月以上前に症状が出現，最近 3 ヵ月間は基準をみたす
定義	腹痛が最近 3 ヵ月間の中の 1 週間につき少なくとも 1 日以上を占め，下記の 2 項目以上の特徴を示す． 1. 排便に関連する 2. 排便頻度の変化に関連する 3. 便形状（外観）の変化に関連する
下位分類	(1) 便秘型：硬便または兎糞状便が 25％以上，軟便（泥状便）または水様便が 25％未満 (2) 下痢型：軟便（泥状便）または水様便が 25％以上，硬便または兎糞状便が 25％未満 (3) 混合型：硬便または兎糞状便が 25％以上，軟便（泥状便）または水様便も 25％以上 (4) 分類不能型：便性状異常の基準が上記いずれもみたさないもの

1. 大腸の知覚亢進：感覚閾値が低下して，腹痛や便意といった「感覚」が生じる．

2. 大腸の運動亢進：時にトイレに駆け込みたいほどの，強く便を押し出す力が生じる．

3. 便性状変化：これら症状時に，水様やかたい便など，無症状時と比べて便性状が変化する．

　過敏性腸症候群の診断基準には，Rome 委員会という機能性消化管疾患の世界委員会が作成した Rome 基準が用いられています．Rome I，Rome II を経て，2006 年に Rome III 基準が，そして 2016 年に Rome IV 基準（表1）が発表され，現在用いられています[1]．Rome III と Rome IV は主に，月に何回症状が出るか（Rome III では 3 回，Rome IV では週に 1 回），また腹痛もしくは腹部不快感という自覚所見（Rome III では腹痛や腹部不快感，Rome IV では腹痛）について若干変更がみられたのみです．IBS の定義をみたしても，人によって腹痛時に下痢を生じやすいこともあれば，硬便になりやすい，またこれらが交互に生じるなど便性状にバリエーションがあります．そのため，便性状の頻度により，便秘型（IBS with constipation：IBS-C），下痢型（IBS with diarrhea：IBS-D），混合型（mixed IBS：IBS-M），分類不能型（unsubtyped IBS：IBS-U）という 4 型に分類（サブタイプ）されています．世界的にみて，男性のほうが下痢型が多く，女性に便秘型が多いとされます．一方で，どのような機序でそれらサブタイプが

決まっていくのか，まだ詳しい背景はわかっていません．

● IBS 患者は約 6 人に 1 人，若い人に多い

　前述の診断基準をみて「あれ，私，IBS かも」と思われた方，いらっしゃるのではないでしょうか．というのも，Rome 基準の種類にもよりますが，若年成人のおよそ 10〜15％が該当するとされます．6 人に 1 人くらいです．時々大学での研究の合間に学食に行くと，6 人テーブルがずらっと並んでるんです．「あー，このテーブル数くらい IBS はいるのかあ」なんて思いを馳せながら，1 人定番のラーメンをすすったりしていました．ちなみに，欧米での割合もわが国とほぼ同じくらいです．男女比については，欧米では男性：女性＝1：2 程度，わが国では男性：女性＝1：1.5 程度とされ，世界的にみても女性のほうが多い傾向にあります．年齢は，若年成人（20〜40 歳代）が多く，欧米やわが国では約 15％前後とされます（用いた Rome 基準によって若干の幅あり）．約 1/2〜2/3 が 10 歳代までに発症しているとされ，60 歳を超えると患者数は減っていく傾向にあります．

● 発症のメカニズムは？

　何らかの「心理的ストレス」がすごく強く，もしくは頻回にかかると，ストレス処理に関する脳がフル回転します．これに働く脳部位には，内臓の痛みや，動きの情報授受に関する部位とオーバーラップする部分があります．そのため，たとえば大腸であれば，ほんの少しの刺激でも「おなかが痛い」として認識されたり，ギュルギュルと強い腸の蠕動や動きが亢進したりする…このような消化管症状が，ストレスを感じるたびに増えていく．そのように考えられています．

　どのような人に大腸症状が出やすいかは，たとえば神経伝達物質に関する受容体や，消化管粘膜分泌に関わる細胞，免疫機能，細胞接着などの遺伝的背景が影響するとされます．また IBS は若年で発症する人が多いのですが，この時期は神経の発達時期に重なっています．紙粘土を想像してみてください．やわらかいうちはさまざまな形に変化できます．しかし時

間がたつと固くなり，ちょっとやそっとの刺激では壊れなくなります．いわば神経が「やわらかい（変化しやすい→神経可塑性，脆弱性）」ときに，ストレス刺激により神経伝達物質などの受容体量や分布がいったん変化し，最初はもとに戻るも，戻りきる前にまた刺激が入り…それを頻回に繰り返す…そうすると，いつの間にかストレス時対応に「固定化」してしまう．このような「アロスタリック負荷」という現象が背景にあるのでは，と考えられています[2]．そのため，大きなストレス源が去ってIBSの症状が自然に軽減することはあれど，完全に治らず慢性的に続いてしまうことがあるのです．突然襲うIBSの症状，「おなか痛い」，「このタイミングで来ないで」といったネガティブな感覚や感情が，心身ストレスとして増幅し，悪循環となっていくこともあります．場合によっては仕事や学校を含む日々の生活に支障を生じたりと，患者は苦しみ，IBS症状の対処に困ってしまうのです．

このようにIBSは，ある程度の時間をもって発症に至るとされます．それらをまとめた疾患進展の概略が，「IBSの生物心理社会的モデル」です（図1）[3]．以降の項で，さらなる病態の深堀りをしていきたいと思います．

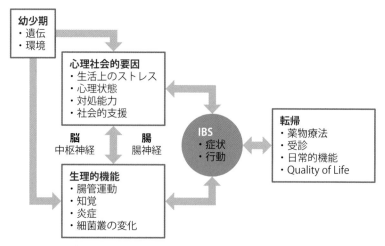

図1　IBSの生物心理社会的モデル

ポイント！
患者数は多く，自覚症状が診断基準の決め手．「おなか」の症状だけれども，病態を作るのは腸だけではなさそう．

文献

1) Lacy BE et al.: Bowel Disorders. *Gastroenterology* 2016; 150: 1393-1407
2) McEwen BS: Sex, stress and the hippocampus: allostasis, allostatic load and the aging process. *Neurobiol Aging* 2002; 23 (5): 921-939
3) Tanaka Y et al.: Biopsychosocial model of irritable bowel syndrome. *Neurogastroenterol Motil* 2011; 17 (2): 131-139

2. なぜストレスがかかるとおなかを壊す？

研修医　「ストレス」がIBSに関連って，なんだか難しそうです．

田中　私も最初そう思ったよ．「ストレス」ってほとんどの人が知っている言葉だけど，目にみえないからね．

研修医　内科とどうつながっているのか，わかりません．

田中　そうなんだよね，臓器疾患の勉強ではあまり出てこないからね．でもさ，「ストレス」を「物質」で考えると，内科っぽくなるんだよ．

研修医　「物質」があるんですか？？

田中　そうそう．体内でどんな物質が動いて，臓器の反応がどうなるか，一緒にみてみよう．

● ストレス関連ホルモン：視床下部―下垂体―副腎皮質軸

　「嫌だなあ」などといったネガティブな感情，すなわち「心理的ストレス」は脳で作り出されます．その際に脳では「嫌だ！」という感情を処理・伝達する部分が活動（賦活）します．これら脳神経活動を経て，脳のほぼど真ん中にある視床下部の，さらに室傍核を刺激して，副腎皮質刺激ホルモン放出ホルモン（長い！！）を放出します．このホルモンの英語名はcorticotropin releasing hormoneといい，略してCRHといいます．CRHは下垂体前葉の副腎皮質刺激ホルモン（ACTH）の分泌を促し，血中に放出されたACTHは，副腎皮質からコルチゾール cortisolを放出します．上記ルートは視床下部 hypothalamus ―下垂体 pituitary ―副腎 adrenal ルートとして，頭文字をとって「HPA軸」といいます．高校生物や大学の基礎，内分泌で

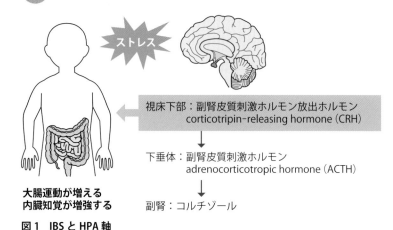

図1　IBS と HPA 軸

習った記憶があるかもしれません．一方で「消化器疾患と関連があるなんて，教わってないんじゃないかな？」という方も多いかと思います．

　実はこの CRH，大腸運動や知覚に関連しています（図1）．健常者に CRH を経静脈的に投与すると，ほどなくして大腸運動が盛んになってきます．IBS 患者では，健常者と比べて，強い消化管蠕動を引き起こすとともに，腹痛も生じてきます[1]．その際の下行結腸の大腸運動 motility index は，CRH 投与直後から IBS と健常者ともに増加し，さらに IBS では健常者に比べて，CRH 投与 45 分後から観察終了の 120 分後まで有意に増強していました（図2）．

　IBS は「いつ症状が現れるか予測が難しい」疾患です．しかし IBS 患者に話を聞くと，ストレスがあるときや，その他，食事などの消化管刺激が加わるときに腹痛が出やすいとの訴えも多々あります．意識・無意識のストレス状態に，身体的刺激（食事，寒暖差など）が加わると消化管運動の亢進や腹痛が出現することを，この報告は反映しているのかもしれません．また，突然の強いストレスや緊張下では，すぐに腹部症状が出ないものの，数十分から1時間程度たってから腹部症状が出てくることもあります．この研究（図2）で，IBS では CRH 投与後約1〜2時間もの間消化管運動が亢進していた結果から，日常生活でのストレス自覚と腹部症状の出現にタイムラグがあってもいいのかな，とお感じになられるかと思いま

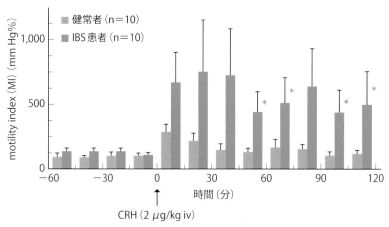

図2　CRH の胃腸運動への影響

CRH 投与による下行結腸の運動（MI）の変化．*$p<0.05$ vs 健常者．
[Fukudo S et al.: *Gut* 1998; 42（6）: 845-849 より引用]

す．ちなみに，「急なストレス」というといわゆる「アドレナリン」的反応を想像されるかもしれません．これも十分ありえます．HPA 軸とアドレナリン系は密接な関わりを持っており，一方でこのような効果発現や持続時間が異なることで働きを補完していると考えられます．

　ここまでをお読みになって，「CRH 投与による消化管への影響は，CRH 受容体に働いた結果だろうか」と疑問に思われた方がいるかもしれません．そこで，その疑問を解消すべく，CRH 受容体拮抗薬の投与前後で大腸電気刺激を加え，その際の大腸運動や知覚，脳波の変化を観察しました[2) 3)]．結果，まず何も薬剤を投与しない状態では，大腸刺激時に，IBS 群は健常対照群に比べて有意に腹痛を感じていました．その後 CRH 受容体拮抗薬を投与すると，IBS 群は健常対照群と同等レベルまで腹痛の程度が下がりました（図3）．CRH 受容体拮抗薬投与による腹痛レベルの変化と同様に，腸運動を表す MI の低下や興奮性を表す α 波の減少もみられました（図4）．

　さて，これらより，IBS の腹痛や大腸運動には CRH が関連していそうですよね．しかしこれだけでは，実際の IBS 症状が生じるときのメカニ

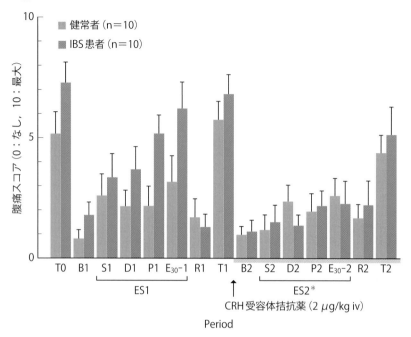

図3　CRHの腹痛への影響

腹痛スコアの変化.〈第1ステージ〉B1：ベースライン，ES1：直腸電気刺激（S1：感覚閾値，D1：不快閾値，P1：痛覚閾値，E_{30}-1：30 mA），R1：回復期.〈第2ステージ〉B2：ベースライン，ES2：直腸電気刺激（S2：感覚閾値，D2：不快閾値，P2：痛覚閾値，E_{30}-2：30 mA），R2：回復期，T0，T1，T2：追跡.薬剤前後の比較でIBS患者と健常対照群間で優位な交互作用を認めた（two way ANOVA, *$p < 0.05$）.IBS群ではES2での腹痛スコアがES1と比べて優位に低下した（ANOVA, *$p < 0.05$）.
[Sagami Y et al.: *Gut* 2004; 53（7）: 958-964 より引用]

ズムに迫るには，いま一歩の状態です．メンタルストレスを付加してIBSの症状をみる研究が一般的でしたが，問題もありました．それは，どうしても人間の個性がある以上，「ストレス負荷」に対して「嫌だな」と思う程度に個人差が出てしまうこと，また受け手の感情処理の過程でHPA軸以外の脳やストレス関連物質のバランスも変わってしまう可能性があることです．CRHが実際にどのように生体反応へ影響しているかを解明すべく，今度は，IBS患者にCRHを投与したとき（ストレスがかかってCRHが放出された状態），脳腸相関にどのような影響を及ぼすのか調べました．

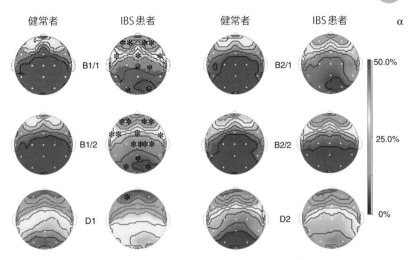

図4　CRH 受容体拮抗薬投与における IBS 患者の脳波（α波）変化

上方が前頭部，下方が後頭部．B1/1：ベースライン→B1/2：ベースライン→D1：下行結腸バロスタット刺激→CRH 受容体拮抗薬静注→B2/1：ベースライン→B2/2：ベースライン→D2：下行結腸バロスタット刺激．*IBS 患者と健常者群の比較にて有意差あり（*$p<0.05$，**$p<0.01$，Student の t 検定）．
[Tayama J et al.: *Neurogastroenterol Motil* 2007；19（6）：471-483 より許諾を得て転載]

　IBS 患者と健常者それぞれについて，CRH 静注前後の，大腸刺激時（身体的ストレス）脳活動を調べました[4]．日常生活中でストレス状態のとき（血中 CRH 濃度が上昇）にさらに内臓のストレス刺激が加わると，情動や内臓知覚に関する脳反応が異なるのか，これを生理学的に調べる目的です．研究方法は，ポリエチレン製のバッグを直腸に挿入し，「バロスタット」というバッグ内の内圧調整ができる送気装置を用いて一定圧になるよう送気します．無刺激（0 mmHg），弱い刺激（20 mmHg），強い刺激（40 mmHg）をランダムに加え，その後 CRH を静注，そして再度同じ順番で大腸刺激を加えました．その際の脳活動を PET（リガンド，$H_2^{15}O$）で測定したところ，CRH 投与を受けた IBS 群では，健常者群と比べて不安や内臓知覚に関連する「扁桃体」という部分が賦活されていました（図5）．さらに大腸刺激を加えると，今度は反対に健常者群のほうが，IBS 群より有意に同じ部位が賦活していました．同時に測定した血中 ACTH やコル

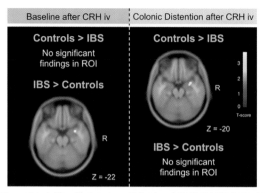

図5　IBS 患者における CRH 投与時の大腸伸展刺激中脳活動

左：CRH 静注後，安静時の IBS 患者と健常者の脳活動の比較．
IBS 患者のほうが健常者に比べ有意に右扁桃体が賦活化して
いる．右：CRH 静注後，大腸刺激時は IBS 患者に比べ健常者
のほうが右扁桃体が賦活化している．$P_{FWE-corrected} < 0.05$
（voxel level, ROI analysis）．
[Tanaka Y et al.: *PLoS One* 2016; 11（7）: e0157347 より引用]

チゾール値についても，健常者群のほうが IBS 群より高くなっていまし
た．すなわち IBS 群は，大腸刺激が強まると，HPA 軸関連ホルモン値が
頭打ちとなってしまったのです．これらにより，IBS では安静時での
CRH に対する反応性は健常者より高く，そこに強い刺激が加わっても反
応が頭打ちになる「天井効果」を生じたと考えられます．「天井効果」を生
じた背景について，受容体の量なのか，分布なのか，もしくはほかの刺激
伝達物質などとの関連が生じるからなのか…．まだこれらの詳細について
は解明されておらず，今後に期待したいところです．

　この研究をお話しすると，CRH の血液検査について，日常臨床ででき
るか質問が出ることがあります．現在，わが国では臨床検査としては扱い
がありません．というのも，CRH は 24 時間生体から放出されており，さ
らに日内変動があるため，基準値が安定しないなどの理由があるためで
す．では，CRH リガンドなどを作って PET 画像などで測定すればいい
じゃないか，という案もあるかもしれませんが，これまた技術的に難しい
状況です．それなら消化器内科，伝家の宝刀，消化管粘膜の病理検査だ！

と思いたいところですが，CRH 抗体は市場に出回るほど安定・大量供給できる状態ではありません．動物実験で CRH 抗体を用いた報告も多々ありますが，LOT や会社によって違いがあるやらないやら，議論があるのが現状です．

　「ストレス」を物質としてとらえてみると，なんとなく IBS という病態の輪郭がみえてきたのではないでしょうか．分子量 4,000 近くの CRH というペプチドを脳は作り出し，巡りめぐって消化管の知覚や運動へも影響している…．このような視点でみてみると，「必ずしも IBS＝メンタル疾患というわけではない」…なんて思っていただけたら幸いです．

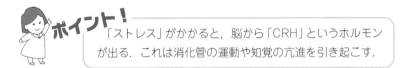

ポイント！
「ストレス」がかかると，脳から「CRH」というホルモンが出る．これは消化管の運動や知覚の亢進を引き起こす．

文献

1）Fukudo S et al.: Impact of corticotropin-releasing hormone on gastrointestinal motility and adrenocorticotropic hormone in normal controls and patients with irritable bowel syndrome. *Gut* 1998; 42（6）: 845-849

2）Sagami Y et al.: Effect of a corticotropin releasing hormone receptor antagonist on colonic sensory and motor function in patients with irritable bowel syndrome. *Gut* 2004; 53（7）: 958-964

3）Tayama J et al.: Effect of alpha-helical CRH on quantitative electroencephalogram in patients with irritable bowel syndrome. *Neurogastroenterol Motil* 2007; 19（6）: 471-483

4）Tanaka Y et al.: Differential activation in amygdala and plasma noradrenaline during colorectal distention by administration of corticotropin-releasing hormone between healthy individuals and patients with irritable bowel syndrome. *PLoS One* 2016; 11（7）: e0157347

3. ストレス関連ホルモンは生物のアラートシステム？

> 研修医 　なんで脳のストレス関連ホルモンが消化管に働くんですか？　脳と腸ってすごく離れていますし.
>
> 田中 　そう思うよね. 色々調べると, どうも動物の生存のために, この機能が重要だったみたいなんだよ.
>
> 研修医 　え, 動物ですか？　動物も CRH を持っているんですか？
>
> 田中 　そうらしいんだよ. ちなみに, 脳を持たない生き物も CRH を持っているみたいだよ.

● CRH は危機対応ホルモン！？

　前項で出てきた CRH と IBS の関係. もともと CRH は生物の進化になくてはならない物質だったようです. ヒト CRH と少しアミノ酸構造は違えど, マウスやラット, その他の哺乳類も CRH を持っています.

　たとえば…そうですね, サバンナに住むシマウマを思い浮かべてください.

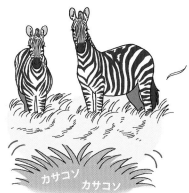

カサコソ
カサコソ

　向こうの草むらが揺れて，音がしています．ふとみると，どうもライオンらしいたてがみがみえ隠れしています．さあ，皆さんがシマウマならどうするでしょうか．

　次の3秒後…ダッシュで逃げているのではないでしょうか．

　全速力で走るには，全身の筋肉に酸素を送る必要があります．瞬時に判断ができるように目を覚まします．そのために血圧を上げ，脈が速くなりますよね．「え，でも，なんでおなか？　ダッシュに関係なくない？」と思われるかもしれません．マウス実験の経験がある方は，マウスをガシッとつかんだり，処置をしようと固定すると脱糞されたことがあるかと思います．どうも，便意を催すことについて，消化管の内容物を軽くして走ったほうが移動効率が上がるためという説や，便を出すことでそのにおいで追ってくる敵を攪乱するためという説があるようです．動物の生存の観点からみると，緊急時に無駄なことをわざわざやるとは考えにくく，やはりこれら消化管反応には何らかの意味があるものと思われます．非常時に一気に消化管運動を亢進させて排便を促し，あえてにおいを出す…．確かに，IBS症状出現時の便は通常排便時の便よりもにおいが気になるという話を聞きますしね．

● 人間社会とIBS

　しかし人間社会では，動物の世界と違い，「逃げたい」ほど嫌なことに出くわしたからといって，いきなりダッシュで逃げる…なんてわけにはいかない場面がいっぱいあります．たとえば試験や会議，複雑な家族・人間関係など…．これらはおそらく動物社会にはありません．元来，生物が「危険」から逃れるために備わっているストレス反応システムに人間の社会がうまくマッチしていないがために，IBSという疾患が生まれたのかもしれませんね．

　CRHは，哺乳類のみならず，両生類や魚類にも存在しています．しかし，これら脊椎動物に属さない，いわゆる脳を持たない生物が果たしてCRHを有しているのかどうかについて，詳しいことはベールに包まれていました．ところが，なんと尾索動物にCRH様のペプチドが存在するら

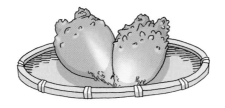

しい，ということが報告されたのです[1]．背側神経管を持つ生物を脊索動物門といい，尾索動物とはこの下位分類の1つです．ヒトは同じくここで分かれ，脊椎動物に分類されています．尾索動物は，脊椎動物のように一生にわたって中枢神経や脳を持たないものの，幼生期の一時期だけ脊索などを有しています．

　「尾索動物ってなに？」と思われた方（大半かと思いますが…），「ホヤ」をご存じでしょうか．われわれ宮城県民にとって，ホヤはソウルフード的な身近な食べ物です．宮城にいらっしゃったことがある方は，ホヤの刺し身やホヤ酢を召し上がった経験があるかもしれません．独特の食感と海の香り，後味はなんとも例えようのない甘みと旨味が広がります．キンキンに冷えた東北の日本酒がものすごく合うんです．夏に旬を迎え，宮城のスーパーの鮮魚コーナーには，ホヤがどっさりと積まれるのが日常の光景です．ホヤの愛称ですが，「海のパイナップル」のほか，形が特徴的なことから「ホヤ爆弾」と呼ばれることもあります．形状だけでなく，実際にさばく際に入水管と出水管の切る順番を間違えると，ホヤの中に入っている水が思いっきり飛び散ることがあり注意が必要なんです．ちなみにプラス（＋）の形をした入水管を先に，マイナス（−）の出水管を後に切ってくださいね（本当に，＋／−の形をしています）．

　いつの間にか「ホヤ愛」を熱く語ってしまい…（汗）．ところで，ホヤは食べ物としてだけでなく，進化の観点と CRH 様ペプチドの存在の点からも興味深いのです．というのも，「ストレス」は脳で感じるとお話ししてきました．しかし，元来脳を持たない生物は，消化管内に食物を入れて，そこで「リスク」を判断していました．進化するにつれて，上部食道が口側に延長して，咽喉頭，口を形成していきました．ちなみに，前述のホヤ

には下垂体に相当する器官はおろか，消化管に筋層は存在しません．そのような生物にCRH様ペプチドが存在するということは，生物的な祖先において，ペプチドなどの液性物質が生命の危険に対するアラートシステムを担っていた可能性があります．いわゆる歯や口，咽頭を持たない生物の消化管内に，何らかの生命を脅かす物質が入ってきた場合，CRH様ペプチドが働いて消化管からの排出を促したりしていたのかもしれません．よって，ヒトにおいて強いストレスや危機（fight-or-flight）があったときに，トイレに駆け込むほど急な腹痛や便意が生じる…．これは，この古代CRHが担っていた機能が脈々と受け継がれた結果なのかもしれません．

　生命の連鎖，そしてCRHというペプチドが進化で淘汰を受けずにヒトまで残ってきていること…．もしかしたら，悪い面だけでなく，「ヒトを守って」くれている何かがあるのか．

　もしくは，今後の進化で不必要なものとして消えていくのか．IBS症状が出てきたときに「古代から受け継いだ機能のために，やむを得ず席を外させてください」…なんて，言えたらいいんですけどね．

ポイント！
CRHは「生命の危機」を伝える重要なアラートシステムだったかもしれない．メンタル的視点だけでなく，生理学的視点でIBSをみると消化器症状を理解しやすいかも．

文献

1) Lovejoy DA et al.: Characterization of a corticotropinreleasing factor (CRF)/diuretic hormone-like peptide from tunicates: Insight into the origins of the vertebrate CRF family. *Gen Comp Endocrinol* 2010; 165: 330-336

4. 脳と腸の神経交通網

研修医A　ところで脳や腸の神経について，内科の日常臨床であまり触れる機会がなく….

田中　なかなか脳神経と消化管の情報伝達が話にあがる機会ってないよね.

研修医B　消化器の内視鏡や病理でも神経に関する検討はまずされないですし.

研修医A　脳神経系の科のローテでは血管や変性疾患が中心なので，やはり触れることがないですね.

田中　治療緊急性から考えると，脳血管疾患はとても重要だからね.

研修医A　一度，消化管の神経叢から信号がどう伝わって脳に行くのか整理したいです.

研修医B　脳の部位についても学部基礎の記憶がうっすらあるだけなので，一緒に教えていただけると….

田中　無数の神経の間をどう伝わっていくか. まずはざっくりと概要をつかんでもらえるといいな.

● 消化管と神経？

　消化管疾患を疑う検査では，採血，画像，内視鏡が一般的と思います. 一方で，これらはどれも，神経を可視化することは得意ではありません. そのため，消化管の「動きや痛み」について，客観的・定量的に調べることは難しいのが現状です. しかし近年では，脳画像検査や，動物実験なども含めた神経機能解析が進み，内臓と脳の神経ネットワークが徐々にわ

かってきました．これらを通じて，腸→脳のルート，さらに脳内でのルートは複数ありそうなことがみえてきました．たとえば「Google Map」に出てくる道路のようなイメージです．そこでこの章では，脳と腸の神経交通，中でも特に IBS に関連が深そうな「幹線道路」についてお話ししていきましょう．

● IBS では内臓知覚が亢進

　IBS では大腸（内臓）の刺激に対して，痛みや不快感を感じる閾値が低下することが知られています．これらは，主に大腸電気刺激や大腸伸展刺激を加えることで（第2章で出てきたバロスタットという機器などを用いて）調べられてきました．

　IBS 患者では健常者よりも知覚閾値が低下しており，健常者が感じる刺激に対して健常者以上に強い腹痛を感じることがわかりました．このような研究を通じて，「痛い」という感覚を作り出すには，消化管の感覚受容のほかに，それらの情報を処理する「脳」が大きな役割を果たすこともわかってきたのです．

1) 腸の刺激が脳に伝わるルート

　IBS 患者の大腸に伸展刺激を加えた際の，刺激情報が脳に伝わるルートをみていきましょう．消化管粘膜の知覚刺激は粘膜下層を経て筋層に多数分布する消化管神経叢（アウエルバッハ，マイスネルの神経叢など）に到達します．これらは漿膜，腸間膜を経て脊髄後根に入っていきます．ちなみに脊髄前根は運動神経路とされ，後根は感覚神経を伝えています．刺激情報は脊髄後根神経節を経て，脊髄後角に入ります（疼痛に関する情報は，脊髄後根神経節からぐるっと前根に入り込む経路もあるようですが[1]，ここでは割愛します）．そして，痛み感覚などを伝える神経軸索が脊髄後根の Lamina I の細胞に投射し，複数の上行性脊髄経路に入っていきます．これらの刺激はぐんぐんと脊髄をのぼっていき，脳幹網様体などを経て，脳のほぼ真ん中にある視床に到達します．そしてここからは，内臓知覚に関係する島や前頭前野，前帯状回など複数の経路によって伝達されていき，腹痛や腹部不快感などの内臓に関連した陰性情動を引き起こし

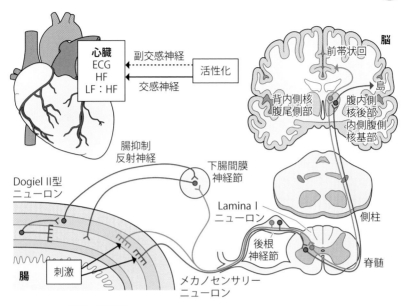

図1　IBS の内臓知覚経路

[福土　審：IBS. 内科学, 第 10 版 (矢崎義雄総編集), p.1016-1019, 朝倉書店, 2013 より許諾を得て転載]

ます. また近年, Lamina I から脳へのルートで, 傍小脳脚を経てダイレクトに扁桃体や視床下部を賦活化する経路が報告され, 内臓からの信号が情動と密接であることが解明されてきています (図 1)[2) 3)].

　ここまでは大腸の刺激を前提に話をしましたが, 実臨床では患者が「おなかが痛い」と訴えた際に, 消化管が痛みの起源ではなかった, なんてこともあります. たとえば, 腹部骨盤臓器の痛みで有名な卵巣捻転, 精巣捻転, 尿管結石, さらには動脈解離などです. このように, 「ここが (ピンポイントに) 痛いんだ」とわかる皮膚感覚と異なり, 腹痛で臓器の局在化情報が曖昧になってしまう背景に, 内臓で刺激を受け取る受容器の分布が皮膚などより低密度であること, また大腸の上行性神経は子宮, 膀胱などの神経と同じ脊髄神経に入り込んでいくことなどがあるといわれています.

2) 消化管刺激による局所脳とネットワーク

　さて, 消化管からの刺激が脳にたどりつき, 内臓知覚に関連する局所脳

を賦活化し，情報を処理していきます．

　これら局所脳活動について，IBS患者と健常者で異なるのではないか，との仮説をもとに，2000年代はじめにNaliboffらが当時黎明期だった磁気共鳴機能画像法（fMRI）を用いて，内臓知覚に関連するとされた局所脳の活動を測定しました[4]．この研究では，前帯状回，前頭前野，視床，島といった局所脳に関して，IBS患者と健常者の大腸刺激時の活動を比較しています．結果，大腸刺激時，IBS患者ではこれらの局所脳がどれも健常者群よりも賦活し，さらに前帯状回の活動は「痛み」と関連していました．

　IBSの患者は腹痛について，「つらい」，「いやーな痛み」と顔をしかめながら話されることがあります．このように，純粋な痛み情報だけではなく「嫌だなあ」という感情も含めて「腹痛」ととらえています．よって，内臓知覚刺激処理は情動とも密接に関連しており，局所脳，ならびにこれら脳を互いにつないで作ったネットワークで情報の統合や処理が行われています．中でも「emotional-arousal network」という，「情動喚起」に影響する経路がIBS患者では健常者と異なる可能性がいわれており，研究が進んできています[5]．

　CRH関連の脳研究などから，IBS患者と健常者の情動喚起経路の反応が異なっていそうだ，とわかってきました．そこで，IBS症状が生じる際の脳活動について研究が行われました．「IBS症状が生じる際」というのは，患者本人でさえ予測できません．そこで，IBS症状が生じやすいストレス状況下において，CRHを静注して大腸刺激を加え，生理学的な擬似状況を用いてその際の脳活動を調べました[6]．IBS患者と健常者の主に内臓知覚や情動喚起に関連する脳部位を比較したところ，扁桃体や海馬，帯状回などに差が出ました．特に扁桃体の反応が興味深く，IBS群ではCRHを静注した直後，大腸刺激を何も加えない安静の段階で健常対照群より有意に賦活しました．一方，CRH投与後，大腸刺激を加えた際は，健常対照群のほうがこの扁桃体が有意に賦活していたのです．

　扁桃体は「不安だなあ，嫌だなあ」という陰性情動を作る部位でもあり，同時に内臓知覚にも関連するとされます．また扁桃体自身にCRH受容体が多く存在することもわかっています．この結果より，どうもIBS患者

では，日常生活でCRH放出が増えるようなストレス状態において扁桃体などの脳活動が活発になり，さらに内臓刺激などが加わると，それら局所脳の活動は天井効果を示してしまう可能性が考えられます．研究手法の限界のため，この背景としてCRH受容体の量や分布，さらに受容体タイプなどの差があるかなど詳細は不明ですが，ヒトの生体脳でこれらが観察可能になったら，さらに詳しくわかるのではと考えられています．

　ところで，この扁桃体という部位で，なぜ「情動」と「内臓知覚」という一見縁遠いとも思われる信号がともに調整を受けるのでしょうか．扁桃体は帯状回や海馬などとも情報をやりとりして，情動に関連した「記憶」形成や，その記憶と関連した刺激が来ると心身反応を強く引き起こす，などの働きもあります．たとえば，目の前で肘をガーンと打ちつけた友人をみてしまったとき，打った当人は痛みでのたうち回り，みている側も「あーっそれ痛いやつだ．ひー」とその痛みに似た感覚が呼び起こされてしまった．そんな経験はないでしょうか．「感覚信号」を「情動」に連携して，さらに「強い」（生命に影響が及ぶかもしれない）信号は記憶として保存する機能．これまた，生き物が危険を察知して生き抜くための叡智なのかもしれません．

　このように，個々の局所脳活動のみならず，感覚や情動，中枢系の自律神経調節など，それぞれのネットワークを構築してさらに精緻な情報処理が行われており，IBSの発症や症状出現に少なからず影響していると考えられます．

● そして脳から腸への下行性神経

　脳での信号は中脳中心灰白質，延髄腹内側部を経て脊髄後角へ向かいます．この中脳中心灰白質は，モルヒネが作用するオピオイドμ受容体があったり，抑制系神経であるGABA系ニューロンが介在するため，痛みの調整がされる場所ともいわれています．また，扁桃体や青斑核など，IBSの病態への関連があるといわれる部分からも入力を受けます．青斑核は，CRH受容体が多く存在し，ノルアドレナリン作動性神経の「基地」とも言える場所です．同部位のCRH濃度が高まるとノルアドレナリン作動

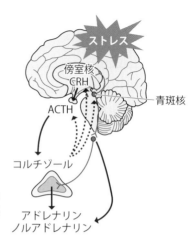

図2　ストレス応答における視床下部─下垂体─副腎皮質系とアドレナリン系
　──：促進，……：抑制.

性神経が活発化する，いわゆる「ポジティブ・フィードフォワード」の関係にあります（図2）．視床下部─下垂体系のホルモン調節などで，末端で放出が多い場合に，上流での放出を弱めるというおなじみの「ネガティブ・フィードバック」調節に対して，片方がガシガシ出ていると，もう片方も影響されてどんどん放出される…そのような意味です．ちなみに，薬理学でおなじみのアドレナリン受容体のうち，α2受容体は脊髄後角に多数存在するとされます．たとえば，興奮している場面ではそこまで痛みを感じない，そんな話を聞いたことがあるかもしれませんが，この疼痛抑制ルートが働いている可能性もあります．その他，セロトニン作動性神経も下行性経路で重要な役割を担っています．セロトニンについては，受容体タイプが多数存在し，疼痛に関しては促進系に働くものもあれば，抑制系に働くものもあります．薬剤の項で後述しますが，下痢型 IBS の治療薬として，セロトニン 5-HT$_3$ 受容体拮抗薬があり，これは腹痛改善効果もあるといわれています．よって，下行脊髄経路の疼痛抑制・促進調整について，健常者と IBS 患者では何かが異なる可能性も考えられます．非常に興味深いところではあるのですが，脊髄神経，さらに脳から下行性の情報について，ヒトを対象とした研究は方法論的に難しいのが残念なところで，今後の研究手法の発展が待たれます．

● 腸と脳をつなぐ自律神経

　ここまで，消化管の信号は中枢神経に到達し，局所脳の賦活や局所脳どうしをつないだネットワークが IBS の病態に関係していそうだとお話ししてきました．さらにもう 1 つ，IBS の腸―脳をつなぐ神経経路において重要なものがあります．それは「自律神経」です．

　「自律神経失調症とかの用語は聞くことあるけど，実際の自律神経ってなんだかよくわからない」，こんな話を若手の先生から時々聞きます．前述した「ストレス」と同様，医療者のみならず一般市民の多くが知っている用語ではあるものの，内科の観点からは，特徴的な血液検査や画像検査で観察できるものでもなく，なんだかオブラートに包まれたような印象を持っている先生が多いのではないでしょうか．

　自律神経は脳と諸臓器との情報伝達を行っており，機能の調節，恒常性の維持に重要とされます．この自律神経は主に交感神経，副交感神経（含，迷走神経）より成り立ち，これらの活動について「心拍変動」を用いて測定することがあります．一定時間の心電図 R-R 波の間隔変動を用いて算出した周波数によって，交感神経活動，副交感神経活動を類推して値を求めています．

　ちなみに，日中安静時の IBS 患者の交感神経機能，副交感神経機能を評価したところ，たとえば食後など特定の条件下では自律神経反応が健常者と異なっていたり，24 時間の心拍変動測定を用いた観察では，IBS 患者では日中や夜間睡眠中の交感神経が活発化していたという報告があります[7]．

　さて，この自律神経活動ですが，背側橋の青斑核や扁桃体の活動と深く関わっているとされます．そう，アドレナリン系です．局所脳活動の部分でも出てきましたが，青斑核や扁桃体は CRH の受容体も多く，IBS の症状にも関係がありそうな気が…してきますよね．その上，アドレナリン系の代謝経路をみてみると，とても興味深いルートがみえてくるんです．図 3 のように，ノルアドレナリンからアドレナリンへの代謝の際，なんと CRH の刺激により放出が促されるコルチゾールが介在しているんです．

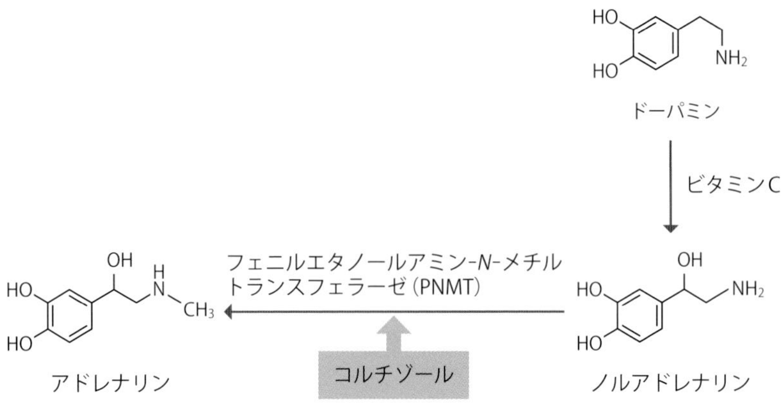

ドーパミン

ビタミンC

OH

フェニルエタノールアミン-*N*-メチルトランスフェラーゼ (PNMT)

OH

アドレナリン

コルチゾール

ノルアドレナリン

図3　アドレナリン系代謝

　よって，HPA軸とアドレナリン軸はともに関連しながら，脳と腸の情報伝達に影響していると考えられます．

　消化管刺激の腸と脳の伝達機構について，神経経路を中心にみてきました．IBSにおいて，ストレスなど陰性情動と呼ばれる要因と腹痛といった内臓知覚の亢進が共存することが，なんとなくおわかりいただけたでしょうか．日常診療ではこれらを反映する直接的な検査手法は乏しい状況ですが，この知識は治療薬剤選択などに役立つかと思います．

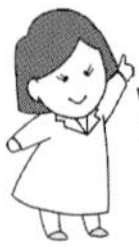

ポイント！

IBS患者では腸の刺激信号に対して，内臓知覚に関わる局所脳，さらに情動も含めた脳ネットワーク，そして自律神経の反応性が，健常者と異なっている可能性がある．

文献

1) Smith-Edwards KM et al.: Extrinsic primary afferent neurons link visceral pain to colon motility through a spinal reflex in mice. *Gastroenterology* 2019; 157 (2): 522-536
2) Craig AD: How do you feel-now? The anterior insula and human awareness. *Nat Rev Neurosci* 2002; 3: 655-666
3) Fukudo S: IBS: Autonomic dysregulation in IBS. *Nat Rev Gastroenterol Hepatol* 2013; 10 (10): 569-571

4) Mertz, H et al.: Regional cerebral activation in irritable bowel syndrome and control subjects with painful and nonpainful rectal distention. *Gastroenterology* 2000; 118（5）: 842-848

5) Hubbard CS et al.: Corticotropin-releasing factor receptor 1 antagonist alters regional activation and effective connectivity in an emotional-arousal circuit during expectation of abdominal pain. *J Neurosci* 2011; 31（35）: 12491-12500

6) Tanaka Y et al.: differential activation in amygdala and plasma noradrenaline during colorectal distention by administration of corticotropin-releasing hormone between healthy individuals and patients with irritable bowel syndrome. *PLoS One* 2016; 11（7）: e0157347

7) Mazurak N et al.: Heart rate variability in the irritable bowel syndrome: a review of the literature. *Neurogastroenterol Motil* 2012; 24（3）: 206-216

5. 消化管粘膜では何が起こっている？

研修医 IBS 患者の大腸内視鏡の生検では，異常がないか，あってもたいてい軽度の炎症細胞浸潤程度の結果ですが，実際はどうなんですか？

田中 本当にそこはもどかしいところなんだよね．でも，粘膜だけでなく，筋層など深いところでは色々動いているみたいだよ．

研修医 神経伝達ということですか？

田中 いいねえ．その他，サイトカインなど免疫関連の伝達物質も…．

研修医 内視鏡でその深さまでみえたらおもしろいですね．

田中 ほんと，○ラえもんに作ってもらえないかなあ…．

　大腸粘膜は，粘液層を介して腸内細菌叢や各代謝物などの外界に接し，腸管神経叢などに向けて情報発信を行うとともに，脳からの神経伝達の終着点でもあります．しかし IBS 患者の大腸内視鏡検査では，一見，大腸粘膜所見は健常人と何ら変わりがないようにみえてしまいます．IBS の消化管粘膜では何が起こっているのでしょうか．

● IBS 患者の消化管管腔は健常者と異なるらしい…

　前述の疑問を解き明かすべく，IBS 患者の消化管管腔より採取した腸液をマウスの腸に注入したところ，消化管の知覚が亢進したという報告から，IBS 患者の消化管管腔中に何らかの消化管運動刺激物質が存在するのではと研究が進みました．腸内細菌や代謝物のほか，プロテアーゼやセロトニン，ヒスタミンなどが消化管粘膜や神経叢を刺激しているらしいとの報告が相次ぎました（図1）．

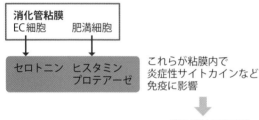

図1　消化管粘膜─神経叢の刺激伝達に関連する物質

● セロトニンの放出から神経刺激

　セロトニンは，消化管粘膜の陰窩の奥深くに存在する enterochromaffin 細胞（EC 細胞）から放出されます．通常この部分は無菌の（腸内細菌が存在しない）粘液層と接しており，化学的・物理的刺激を感知すると働くとされます．放出されたセロトニンは，消化管神経叢にある 5-HT 受容体に働き，さらなる消化管粘膜からの化学物質放出や，感覚刺激情報を上行性に伝えるなど，外界との門番のような役目をしています（図2）[1) 2)]．

　下痢型 IBS の治療薬でもおなじみのラモセトロン（第16章　基軸となる薬剤の選定参照）は，このセロトニン 5-HT$_3$ 受容体拮抗薬として，IBS の腹痛や消化管管腔の水分調整に働きます．このセロトニン，抗うつ薬である選択的セロトニン再取り込み阻害薬（SSRI）などで有名ですが，実は約 95％が腸に存在するんです．けっこうな量ですよね．この大量のセロトニンは，7種類の受容体により，それぞれ情報が処理されていきます．IBS に関しては主に 5-HT$_3$ と 5-HT$_4$ 受容体が，後半の治療に関する部分で登場してきます．副交感神経にあるこれらの受容体にセロトニンが結合すると，アセチルコリンが放出され，消化管運動の調節がなされます．

　ちなみに，かつて便秘型 IBS 向けに 5-HT$_4$ 受容体刺激薬としてテガセロドが開発されましたが，虚血性腸炎の副作用が指摘され，現在は使用できなくなりました．わが国ではモサプリドクエン酸塩が使用可能ですが，IBS での保険適用はありません．

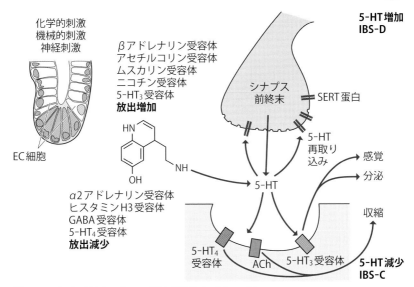

図2 IBS におけるセロトニン再取り込みのメカニズム

● 肥満細胞の伝達機構

　肥満細胞と聞いて，遠い昔組織学で習ったなあ，なんて思いを馳せている方もいるのではないでしょうか．あ，「肥満」の人に多い細胞とかではないのでご注意ください．肥満細胞は，周囲に炎症や免疫など，何らかの刺激が入ると，周囲に物質をばらまきます．中でもヒスタミン，セロトニン，プロテアーゼ，そして近年では神経成長因子（NGF）などの粘膜調整因子[3]が IBS 患者の消化管粘膜で目立って存在している可能性が指摘されています．たとえば，プロテアーゼの受容体ノックアウトマウスの大腸に下痢型 IBS 患者の便抽出液をまいて，大腸刺激時の筋電図を測定したところ（マウスが「痛み」を感じると腹直筋が収縮するとされるため），IBS 患者の便では知覚亢進が認められた，なんていう報告もあります[4]．

　さて，ヒスタミンについてですが，アレルギーの分野などでよく耳にする物質かと思います．ところで，皮膚では「痒み」という感覚がご存じのとおり鋭敏に作り出されます．一方，大腸では「痒み」という感覚は作り出されません．それなのに，なぜ，大腸粘膜にヒスタミンが存在するので

しょうか. どうもヒスタミンは「疼痛」感覚に関連しているようです. た
とえばヒスタミン受容体（H_1, H_2）をノックアウトしたマウスでは坐骨神
経障害後の疼痛が緩和（疼痛閾値が上昇）するなど,「疼痛」調節に働いて
いるようです. マウスでなくヒト, それも IBS 患者について, ヒスタミ
ン H_1 受容体拮抗薬（第 2 世代抗ヒスタミン薬）であるエバスチン投与によ
り, 内臓知覚や症状, 腹痛の程度が改善したという報告もあります[5]. さ
らに, ヒスタミンは大腸粘膜下層や脊髄背側の神経節に存在する TRPV1
チャネルも刺激することがわかってきました. この TRP チャネルは,「カ
プサイシン受容体」とも呼ばれ…そうです, 唐辛子の主成分であるあの
「カプサイシン」にも応答するんです. TRP 受容体の中でも TRPV1 チャネ
ルが刺激されると,「ひー辛い！」,「Hot！」という感覚が作られます.
TRPV1 は消化管の神経終末にも発現しており, 胃では胃酸分泌抑制作用,
大腸では知覚を亢進して, 腹痛に関連しています.

　確かに, 花粉症の時期に IBS 症状が悪化するという患者がちらほらい
らっしゃるんですよね. その他, 抗アレルギー薬（第 2 世代抗ヒスタミン
薬など）を中止した後に,「そういえば IBS の症状が悪化した気がする」と
いう話もあります（後者は食物アレルギーの可能性も否定はできません
が…）. もしかしたら上記機序により, 消化管での TRPV1 周辺の活動が
症状に大きく関わっていたケースが混ざっているかもしれません.

　消化器分野にどっぷり浸かっていると, ヒスタミンとカプサイシンがな
ぜ疼痛に関連しているか, イメージがつきにくいかと思います. そこで,
蚊に刺されたときを思い浮かべてください. 最初は痒くても, 掻きむしっ
たり熱を持つと「痛み」に変わっていった経験があるかと思います. この
ように, ヒスタミンはカプサイシン受容体を刺激することで, 末梢神経の
Ca^{2+} チャネルを開ける作用があります. このチャネルが頻回に刺激され
たり, 開けっ放しになると,「痛み」感覚に変わるわけです. 消化管では,
ヒスタミンによって痛みのアラートシステムが送られると同時に, ヒスタ
ミンが持つ食欲抑制作用や覚醒（抗ヒスタミン薬で眠くなりやすいことの
逆）とあいまって, 生命の危機から守る機能なのかもしれません.

● 免疫関連物質と消化管粘膜

　さきほどみてきた肥満細胞やEC細胞のほか，T細胞やマクロファージ，樹状細胞などから放出される炎症性サイトカインがIBSの大腸粘膜で上昇し，一方で，IL-10やTGFβなどの抗炎症性サイトカインが減少していたという報告がいくつかあります[6) 7)]．IBSの消化管粘膜の免疫細胞に関するメタアナリシスで，肥満細胞とCD3$^+$T細胞が直腸～S状結腸（RS）と下行結腸で多かったとの報告も出ています[8)]．IBSの大腸粘膜と炎症性サイトカインとの直接的関係は目立たない程度かもしれません．さらにこれらサイトカインの血中での値がIBSのマーカーになりうるか検討もされましたが，どれも疾患特異的といえる結果ではありませんでした[9)]．

　これらの結果について，炎症性腸疾患などとの病態の違いという視点でみることもできるかと思います．たとえば，便中のカルプロテクチンは潰瘍性大腸炎で上昇しますが，IBSでは基本的に上がりません．「消化管の管腔—消化管粘膜—神経叢」の情報伝達にサイトカインなどの役割が弱いとなると，どうやって情報の授受が行われているのか…．消化器を専門とする身としてはもどかしい限りで，読者の先生方も気になる部分かと思います．これこそ，内視鏡などを介して目でみえるようになるといいんだろうな，と思うばかりです．

ポイント！

　内視鏡では一見何も異常がなさそうだが，実は神経伝達物質や免疫など活発に情報授受が行われている．

文献

1) Mawe GM: Colitis-induced neuroplasticity disrupts motility in the inflamed and post-inflamed colon. *J Clin Invest* 2015；125（3）：949-955
2) Barbara G et al.: The intestinal microenvironment and functional gastrointestinal disorders. *Gastroenterology* 2016；150（6）：1305-1318
3) Dothel G et al.: Nerve fiber outgrowth is increased in the intestinal mucosa of patients with irritable bowel syndrome. *Gastroenterology* 2015；148（5）：1002-1011

4) Gecse K et al.: Increased faecal serine protease activity in diarrhoeic IBS patients: a colonic lumenal factor impairing colonic permeability and sensitivity. *Gut* 2008; 57 (5): 591-599

5) Wouters MM et al.: Histamine receptor H1-mediated sensitization of TRPV1 mediates visceral hypersensitivity and symptoms in patients with irritable bowel syndrome. *Gastroenterology* 2016; 150 (4): 875-887

6) Ohman L, Simrén M: Pathogenesis of IBS: role of inflammation, immunity and neuroimmune interactions. *Nat Rev Gastroenterol Hepatol* 2010; 7 (3): 163-173

7) Vanner S et al.: Fundamentals of neurogastroenterology: basic science. *Gastroenterology* 2016; 150 (6): 1280-1291

8) Bashashati M et al.: Colonic immune cells in irritable bowel syndrome: a systematic review and meta-analysis. *Neurogastroenterol Motil* 2018; 30 (1): doi: 10.1111/nmo.13192

9) Chang L et al.: Serum and colonic mucosal immune markers in irritable bowel syndrome. *Am J Gastroenterol* 2012; 107 (2): 262-272

6. 食事の後の IBS 腹部反応 : 刺激を分解してみよう

研修医　食事を食べた後に IBS 症状が出ることありますか?

田中　どうしたの急に?

研修医　私, 多分 IBS だと思うんですけど, 食後に症状が出ることがあって, 手術の日は食事を抜いたり軽めにしないと不安で.

田中　でも抜いたら抜いたで, またつらいよね.

研修医　そうなんです. 時間が延びたらフラフラしてきます.

● IBS の食事後腹部症状「post-prandial symptoms」

　ここまで, IBS の病態は腸だけではなく, 中枢神経や内分泌などを介して脳とも密接につながっていること, すなわち「脳腸相関」についてお話ししてきました. ここからはぐっと臨床に近づいて, 解説していこうと思います. まず, 食事と IBS 症状の関係についてです. 外来などで IBS 患者が「食べた後に腹部症状が出ることがある」と訴えることがあります. およそ食後 30〜60 分くらいで IBS 症状が出ることがあり, これを「IBS 食後症状 post-prandial symptoms」と呼ぶことがあります. 生理学的には, 食事摂取により下部消化管運動や知覚の亢進がみられることがあります.

　この「post-prandial symptoms」, 意識して問診をしてみると, 「朝おなかを壊すことが多いので朝食を抜いている」, 抜けられない会議や授業がある場合や, 工場や公共交通機関の運転手などラインから外れにくい仕事の場合に, 食事量や回数を調整しているという話がけっこうあります. ここに気をつけずに, ただただ IBS の Rome 基準をなぞって「週に何回, IBS

様の腹痛症状がありましたか」なんて聞いてしまうと，症状回数が少なくなり軽症に見積もってしまうことがあるので注意です．

　余談ですが，医療界でも特に手術や長時間の手技に入る前など，このように食事調節をされている先生が実は案外いるようです．一度「清潔」になると，トイレに行きづらいですからね．消化器内科では大概，手術室ほどの清潔操作は限られるので，おなかが弱い方にもオススメです…．

　さてさて，摂取した食事内容物は，基本的に胃で数時間消化され，その後小腸を経て，大腸に送られていきます．とすると，食事直後の IBS 症状を引き起こす上部消化管「刺激」にはどんな種類があるでしょうか．大きく以下の刺激が生じるかと思います．

①胃・十二指腸での食事内容物の化学的刺激

②胃・十二指腸での食事内容物の機械的伸展刺激

③十二指腸より放出される胆汁酸など消化管ホルモン刺激

　もちろん，口腔内反応やその他消化管ホルモン，また血糖変化などの関連も考えられます．ここでは，食事摂取により早期にダイレクトな刺激を受ける上部消化管の反応と IBS 症状の関連についてみていきましょう．

1）上部消化管への化学的刺激

　胃痛や胃部不快感を伴う上部消化管の機能性疾患の代表格「機能性ディスペプシア（FD）」は IBS の合併が多いことが知られています．IBS も，腹部症状のトリガーに上部消化管が関係していることがいわれています．たとえば，IBS 患者の十二指腸に牛乳，小麦，イースト，大豆を薄めた液体を流し，十二指腸粘膜の変化を観察したというおもしろい研究があります[1]．これらを流した IBS 患者 36 名のうち，22 名に十二指腸の粘膜炎症反応がみられました．さらに反応がみられたものを 4 週間控えたところ，50％で症状が改善したそうです．この研究では蛍光色素注入と十二指腸粘膜の共焦点内視鏡観察も行っており，細胞接合などの形態的観察のほか，表皮内リンパ球の計測もしたりなど，とてもユニークな先進手技も取り入れられています．残念ながら内視鏡での観察所見と病理での形態変化が相関していませんでしたが，共焦点内視鏡の今後に期待できる研究とも感じます（非常に高価な機器ですが）．ただ，IBS の脳腸相関の観点からは，食

事内容だけで IBS の病態の根幹に大きく影響するとは説明しにくく，今後のさらなる報告を待ちたいところです．

2）上部消化管への機械的伸展刺激

　食事を食べることで消化管の壁伸展が生じます．胃壁の伸展刺激は脊髄を通って内臓知覚に関連する局所脳に伝わり，そして迷走神経を通じて消化管の運動や反射が調整されます．自律神経活動を観察すると，IBS では健常者に比べて食後の副交感神経成分が減少し，それが腹部症状に関連していたとの報告がいくつかあります．中でも Elsenbruch らの報告にわかりやすく書かれています[2]．その研究では，下痢型 IBS 患者 12 名と便秘型 IBS 患者 12 名，そして健常者 20 名（全員女性）に，ターキーサンドウィッチとクッキー，そしてオレンジジュースを飲んでもらい（おいしそう…），前後の腹部症状や自律神経活動を測定しました．すると図 1 のように，IBS 群では食後の腹部症状が健常者群に比べて有意に上昇していました．また，その際の副交感神経活動の減少が大きいほど，食後の腹部症状は強くなるという有意な相関を認めました（図 2）．ちなみに，食後の副交感神経活動が減弱すればするほど消化管運動が亢進していたことを私たちも報告しており，やはり食事直後の交感神経活動と大腸運動が相関していました[3]．

　ここまでご覧になられて，「副交感神経活動が有意だと消化管って動くんじゃないの？」と思われた方がいるのではないでしょうか．そのとおりで，生理学の本などでは，「副交感神経が腸管を運動させる方向に働く」などとの記載がみられます．一方，ここまでのお話のとおり，IBS では症状出現時などに通常の消化管運動とは異なった，運動亢進や知覚亢進が生じています．その際は CRH や CRH に連動してアドレナリン系やセロトニン系の活動が活発になっているとされ，通常時の自律神経活動のバランスとは異なることが示唆されています．

3）胆汁酸刺激

　食事が胃・十二指腸に入ってくると，前述の化学的・機械的刺激がトリガーとなって，胆汁酸などの消化管ホルモンの分泌が促されます．長らく IBS 分野では，胆汁酸と特に下痢型 IBS の関連が指摘されており，多数の

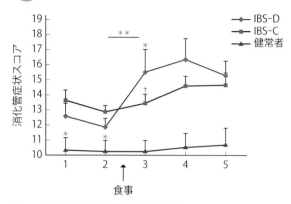

図1　食事摂取による消化管症状変化

下痢型 IBS（◆）と便秘型 IBS（■）は食事開始前（baseline，横軸1）と比べて食事摂取後，有意に消化器症状が上昇した．横軸は消化管症状の評価ポイント．縦軸は消化管症状スコア．$^*p<0.001$ 健常者 vs IBS-C・D．$^†p<0.01$ 食事前後比較．$^{**}p<0.1$ 下痢型 IBS のほうが便秘型 IBS より有意に上昇．
[Elsenbruch S, Orr WC：Am J Gastroenterol 2001；96（2）：460-466 より引用]

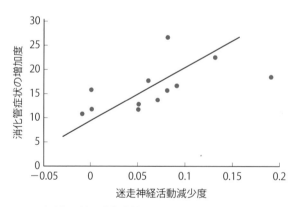

図2　食事摂取後の腹部症状と自律神経活動変化

下痢型 IBS における，食事後の%HF 減少度（迷走神経活動減少度，x 軸）と消化管症状の増加度（y 軸）の散布図．相関係数 r=0.6，$p<0.05$.
[Elsenbruch S, Orr WC：Am J Gastroenterol 2001；96（2）：460-466 より引用]

報告があります．近年わが国でも，慢性便秘症に対して胆汁酸トランスポーター阻害薬が使えるようになるなど，機能性消化管分野で胆汁酸は注目されています．

たとえば，胆汁酸吸収不全を除いた下痢型 IBS 患者では，便中の一次胆汁酸が健常対照群に比べて多く，さらに便中総胆汁酸量と，腸管運動と便重量が有意に相関していたという報告があります[4]．ここでは肝臓でコレステロールから胆汁酸に生合成される途中の C4 という血清マーカーも測定しており，胆汁酸合成機能が正常，もしくは軽度亢進している人に前述の所見がみられる傾向がありました．通常，胆汁酸は小腸で95％ほどが再吸収されます．その際に胆汁酸整合性にはネガティブ・フィードバックがかかるのですが，下痢型 IBS 患者ではこのフィードバックがかかりにくいのか，もしくは消化管蠕動が亢進するために再吸収が低下しやすいのか，今後の展開に期待したいです（図 3）[5]．

現状の Rome 診断基準では，胆汁酸吸収不全（特発性胆汁酸下痢）の患者も，下痢型 IBS に当てはまってしまうことが指摘されています．さきほどの論文でも，胆汁酸吸収不全について下痢型 IBS 対照群からの除外

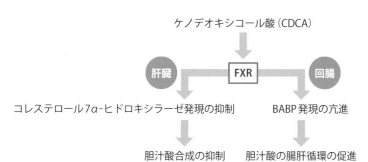

図 3　FXR による胆汁酸プールの制御
FXR はリガンドの CDCA と結合すると回腸の BABP をアップレギュレーションし，肝臓のコレステロール合成キーエンザイムであるコレステロール 7α-ヒドロキシラーゼをダウンレギュレーションするため，回腸から肝臓へ戻る胆汁酸が増加し，コレステロールから胆汁酸への生成が低下する．したがって，胆汁酸は FXR を介して胆汁酸の再吸収をコントロールし，他方，肝臓での胆汁酸合成を制御して，胆汁酸プールを一定に保っている．
FXR：farnesoid X receptor，BABP：bile acid binding protein.
［牧野　勲：胆道 2001; 15 (1) : 15-24 より許諾を得て転載］

が注意深くなされていました．「IBS や下痢などで，便中胆汁酸値を検査できないの？」という声もありますが，現状では 48 時間の畜便が望ましいこと，また基準値，安定性などの問題で一般臨床では行うことができません．今後の検査キット開発などに注目したい領域です．

ここでは胆汁酸について取り上げましたが，その他コレシストキニン，ガストリン，セクレチンなどの消化管ホルモンも消化管機能調節には重要とされます．その他，小腸壁での水分授受や壁伸展，水分保持など[6]興味深い研究も，動物を使った基礎研究などを含めると膨大な数が報告されています．ぜひ興味がある方は，幅広く原著論文をあたってみることをおすすめします．

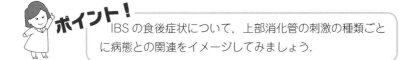

ポイント！ IBS の食後症状について，上部消化管の刺激の種類ごとに病態との関連をイメージしてみましょう．

文献

1) Fritscher-Ravens A et al.: Confocal endomicroscopy shows food-associated changes in the intestinal mucosa of patients with irritable bowel syndrome. *Gastroenterology* 2014; 147 (5): 1012-1020
2) Elsenbruch S, Orr WC: Diarrhea- and constipation-predominant IBS patients differ in postprandial autonomic and cortisol responses. *Am J Gastroenterol* 2001; 96 (2): 460-466
3) Tanaka Y et al.: Increased postprandial colonic motility and autonomic nervous system activity in patients with irritable bowel syndrome: a prospective study. *J Neurogastroenterol Motil* 2018; 24 (1): 87-95
4) Peleman C et al.: Colonic transit and bile acid synthesis or excretion in patients with irritable bowel syndrome-diarrhea without bile acid malabsorption. *Clin Gastroenterol Hepatol* 2017; 15 (5): 720-727
5) 牧野 勲：胆汁酸の腸肝循環機構と機能．胆道 2001; 15 (1): 15-24
6) Marciani L et al.: Postprandial changes in small bowel water content in healthy subjects and patients with irritable bowel syndrome. *Gastroenterology* 2010; 138 (2): 469-477

7. 遺伝子研究最前線

| 研修医 | IBS には遺伝って関係しているんですか？ |

田中　IBS の発症に，環境的要因と遺伝的要因が関係するといわれているよ．

研修医　IBS だとやはり，脳や腸に関連する因子なんですか？

田中　よい質問だね！　そういうものもいわれているし，免疫などに関わるものも候補に上がってきているよ．

研修医　すごい数の遺伝子の中からでも，そのような結果なんですね．

田中　まだまだ確定的とまではいかないけど，これまでの研究の後押しになりそうな結果が多いね．

● 最近の遺伝子研究，手法の進化

　IBS にはストレスなどの環境的要因に加えて，遺伝的要因との関連もいわれています．近年，解析機器が一気に進化したことで，網羅的遺伝子解析など大量の情報処理が可能となり，ものすごい勢いで研究が進んでいます．これまでは数十〜数百の検体数で，候補部位の遺伝子箇所をいくつかピックアップし，TaqMan 法などで地道に調べるなどが一般的でした（もちろん今でも使われる手法です）．もしかすると，読者の中には 1990 年代に世界規模で立ち上げられた「ヒトゲノムプロジェクト」をご存じの方がいるかもしれません．当時，2000 年代はじめ頃までにヒトゲノム DNA の塩基配列をすべて解明することが目標でした．この時代はまだ数百塩基を読むのがやっとだったので，「ヒト 30 億塩基全部読むってどないな量やね

ん！」と想像を絶するような大プロジェクトだったと思います．実際，配列情報収集に 10 年，解析に 3 年かかり，約 3,000 億円もの予算が投じられました．その後，次世代シークエンサーが登場し，特定部位を指定せずともシークエンスが可能となりました．現在では解析に必要な時間は約 1 日と大幅に短くなり，価格も約 10 万円前後（アレイならこの 1/3 程度）になりました．とはいえ，疾患関連ゲノム解析を行う場合は，統計上の問題などから時に数千〜数万単位の検体数が必要となります．よって，研究費もまだまだかなりの予算が必要な分野です．でも，ここ 30 年での進化を考えると，次の数年〜数十年にはもっと簡便に低価格でゲノム情報を取得できるようになり，臨床応用につながると予想されます．

　さらに近年では，ゲノム DNA のみならず，症状出現時にどの遺伝子発現が増えるかを調べるトランスクリプトーム解析，DNA の修飾状態を調べて転写制御などの後天的変化を調べるエピゲノム解析など，生まれ持った「静的」機能から，日常のさまざまなゲノムの働きに着目した「動的」なものまで，ゲノムに関連する領域はさらなる進化を続けています．

● IBS と遺伝子多型

　IBS 領域で近年最も多く報告されているのが，次世代シークエンサーを用いた網羅解析です．IBS では消化管から脳に及ぶ広範囲にわたって，数多くの因子が発症に関連するとされます．これまで報告された遺伝子として，たとえば 5-HT 受容体関連，カテコール-O-メチルトランスフェラーゼ（COMT）遺伝子，CRH 受容体や胆汁酸トランスポーター，そして電位依存性ナトリウムチャネル（Na_V チャネル）関連などがあります．このように，さまざまな構造や機能に関する遺伝子多型が候補にあがってきました．

　前向きコホート研究から遺伝子検索を行った研究もあります．感染性腸炎で大惨事を引き起こした Walkerton 水害の被害にあったことで感染性腸炎後 post infectious IBS（第 22 章参照）に進展してしまった患者 227 名と，健常者 574 名について，セロトニン関連遺伝子，消化管粘膜バリア機能，免疫関連の遺伝子多型 79 種類について調べました．すると，TLR9，

CDH1, IL-6 に関する遺伝子多型に有意差がありました[1]. 「いきなり遺伝子名を言われてもなんのこっちゃ」と思われた方, 大丈夫です. これら遺伝子を覚えている臨床医はあまりいません. もし遺伝子名が出てきて調べてみたくなったら, UCSC のゲノムブラウザ (https://genome.ucsc.edu) やGoogle 大先生に聞いてみてください. ちなみに TLR9 は Toll 様受容体 Toll like receptor の 1 つで, 細菌やウイルスの侵入に際して免疫応答をしたり, SLE などの自己免疫疾患において誤った免疫応答誘導に関わっている可能性がいわれています. CDH1 は細胞接着因子カドヘリンに関する遺伝子です. そして IL-6 は炎症性および抗炎症性サイトカインに作用するインターロイキンです.

　その他, IBS で関連が示唆される 384 箇所の遺伝子多型について, 欧米連合チームで IBS 患者 1,432 名, 対象者群 1,526 名で比較したところ, NXPH1 という神経関連蛋白, 免疫応答への関連が指摘されている物質, CDC42 という脳や消化管の樹状細胞分化に働く因子が有意に異なっていたという報告があります[2].

　また, 遺伝子多型と実際の大腸粘膜の電位変化を調べたというユニークな研究もあります. $Na_v1.5$ というナトリウムチャネルをコードするSCN5A という遺伝子多型が, IBS 群では 2.2％にみつかったのに対し, 対照群ではみられませんでした. この $Na_v1.5$ は心筋のほか, 腸管蠕動の「ペースメーカー」と呼ばれるカハール細胞に存在することがいわれています. 症状が顕著な便秘型 IBS においても SCN5A 多型を認めるなど, IBS の消化管運動異常に関連があることが示唆されています[3]~[5].

● IBS の網羅的解析の研究でみえてきたのは…

　ここまでは, ある特定のせいぜい 2 桁種類の遺伝子多型を調べた研究でした. それらで検索ターゲットとされた候補遺伝子は, 過去の基礎研究, もしくは臨床研究などで病態との関連が示唆されたものを対象にしています. しかし, まだ世界中の誰も気づいていない病態関連因子があるかもしれない！　と現状をむずがゆく思っている研究者がたくさんいました. だって, ヒトゲノムは塩基数およそ 30 億個ですよ. 隠れた遺伝子があり

そうだなあ，という機運が高まる中，次世代シークエンサーが登場したの
です．この機械を用いることで，これまでとは比較にならないほど大量の
ゲノムを読むことが可能となりました．そこで「すべてのゲノムを調べ
て，IBS に多くみられる変異を調べてみよう」と，大規模遺伝子解析研究
（ゲノムワイド関連解析）が近年進んできました．

　IBS のゲノムワイド関連解析 genome-wide association study（GWAS）初期
の報告で，クローン Crohn 病での GWAS 研究結果をもとに，IBS 患者に
ついて調べた研究があります[6]．「なぜ，クローン病と IBS ？」と思われた
方がいるかもしれません．実は，潰瘍性大腸炎も含めた炎症性腸疾患は
IBS を合併することが多いといわれています（30〜50％という報告もあ
り）．そのため，すでに大規模な遺伝子網羅解析がされていたクローン病
の研究をもとに，クローン病患者群で対象群と比べて有意差がみられた遺
伝子 30 箇所について，IBS 患者群（スウェーデン 427 名，USA 434 名）と
対象群（スウェーデン 900 名，USA 231 名）で比較解析が行われました．
結果，tumour necrosis factor superfamily member 15（TNFSF15）という細菌
感染に関して働く免疫関連遺伝子について，有意な群間差を認めました．

　その後，欧米各国の連合チームが，さらに対象規模を拡大し数千人を超
える規模で IBS の GWAS 研究を行い，そこから KDELR2 という小胞体関
連遺伝子や GRID2IP といったグルタミン酸受容体関連蛋白の遺伝子異常
が指摘されています[7]．

　このような研究を通じて，数多くの疾患関連遺伝子の候補があげられて
います．これらは，おのおの作用する場所が免疫だったり，細胞だった
り，また脳だったり腸だったり…と，一見バラバラすぎて，関連がなさそ
うに思えるかもしれません．しかし，IBS の脳腸相関，さらにそこに関連
する免疫や細胞構造など，基礎・臨床研究を通じて示唆されてきた関連機
能が多く含まれています（図 1）．多因子疾患である場合，どこが病気進
展の始まりなのか，まだまだこれら遺伝子解析だけでは不十分です．そこ
で，「エピゲノム」などの研究が始まってきています．これは，DNA 配列
自体に遺伝子変異などの変化を生じていないものの，後天的に遺伝子構
造，特にゲノム DNA が巻きついているヒストンなどに修飾が生じて，発

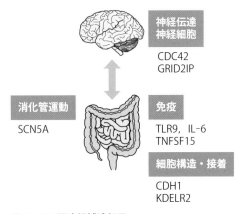

図1　IBS 関連候補遺伝子

現する蛋白が変化するなどの現象を指します.

　その他, 人類遺伝学という分野の視点も興味深いところです. 食事文化といった地域差による疾患差などのように, 人種間で遺伝子多型の割合に差があるものがあります. 前述の研究報告であげられた遺伝子などは, 欧米人とアジア人で多型割合にそれなりの差がある場合もあります. よって, 今後アジア人も含めた世界規模の検討が待たれるところです.

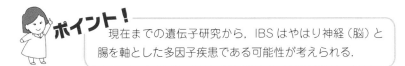

ポイント！
現在までの遺伝子研究から, IBS はやはり神経（脳）と腸を軸とした多因子疾患である可能性が考えられる.

文献
1) Villani AC et al.: Genetic risk factors for post-infectious irritable bowel syndrome following a waterborne outbreak of gastroenteritis. *Gastroenterology* 2010; 138 (4): 1502-1513
2) Wouters MM et al.: Genetic variants in CDC42 and NXPH1 as susceptibility factors for constipation and diarrhoea predominant irritable bowel syndrome. *Gut* 2014; 63 (7): 1103-1111
3) Locke 3rd GR et al.: Gastrointestinal symptoms in families of patients with an SCN5A-encoded cardiac channelopathy: evidence of an intestinal channelopathy. *Am J Gastroenterol* 2006; 101 (6): 1299-1304
4) Saito YA et al.: Sodium channel mutation in irritable bowel syndrome:

evidence for an ion channelopathy. *Am J Physiol Gastrointest Liver Physiol* 2009; 296 (2): G211-218

5) Beyder A et al.: Loss-of-function of the voltage-gated sodium channel NaV1.5 (channelopathies) in patients with irritable bowel syndrome. *Gastroenterology* 2014; 146 (7): 1659-1668

6) Zucchelli M et al.: Association of TNFSF15 polymorphism with irritable bowel syndrome. *Gut* 2011; 60 (12): 1671-1677

7) Ek WE, et al.: Exploring the genetics of irritable bowel syndrome: a GWA study in the general population and replication in multinational case-control cohorts. *Gut* 2015; 64 (11): 1774-1782

8. 腸内細菌は IBS に関連しているの？

研修医　色々なところで腸内細菌の話を聞きますが，IBS も関連するんですか？

田中　確かに，消化器以外の疾患との関連など，さまざま研究されてるよね．

研修医　食事が腸内細菌に影響するとか．僕が強烈にラーメンを食べたいのは，菌が僕に指示してるんですかね．

田中　映画メン・イン・ブラックみたいだ…．別の生命体がヒトを動かすっていう．

研修医　感染性腸炎の起炎菌とかならなんとなくイメージがつくのですが，「暴れ者」でない細菌叢ってモヤモヤします．

田中　まだまだ解明途中の分野だからね．IBS とどういう関連がありそうなのか，みていこうか．

● 腸内細菌とヒトの体：分類階級も知っておくべし

　2000 年代に次世代シークエンサーが登場して，大容量細菌叢解析も盛り上がりをみせています．ところで，体内にある腸内細菌はどれくらいの重さを占めるかご存じですか？　実は，体内には 1.5～3 kg ほどの腸内細菌が存在するとされます．消化管では嫌気性菌が大半を占め，私たちが食べた食事成分を発酵させ，エネルギー源としています．また，腸だけでなく，皮膚や口腔，腟など，その他の部位にもそれぞれ常在細菌叢があり，身体機能への影響が研究されてきています．

　内科領域について，糖尿病や炎症性腸疾患，肥満などの疾患研究から，

どうも健康な人は腸内細菌叢の菌種が多そうだ，とわかってきました．また年齢別の変化については，高齢者では，若い人たちに比べて消化管の菌種は減る傾向のようです．しかし興味深いことに，長生きの人では菌種のバリエーションがある程度多く保たれているとのこと．さらに食文化の影響については，肉食中心の欧米と米食中心のアジア圏といった食文化の異なりに応じて，腸内細菌叢のパターンが変化することがわかってきました．これらパターンを大きく分けたものに「エンテロタイプ」があります．これは，常在菌の3種類の比率により，バクテロイデス属が多い1型，プレボテラ属が多い2型，ルミノコッカス属が多い3型と分類しています．論文を読むにあたり，特に欧米の被験者を対象とした論文では，被験者の文化背景が多様な場合もあってエンテロタイプについても言及していることがあります．

● 腸内細菌の話をするときは，分類のレベルに注意

　普段，臨床現場で細菌検査を行うと，基本的に「属名」で届きます．一方，腸内細菌叢などの論文では，いくつかの「分類階級」について報告していることもあります．そのため，階級が異なることに気づかず誤った情報をインプットしてしまい，「言っていることが違う」などと混乱してしまうことも見受けられます．

　たとえば，Bacteroides を検索すると，「太っているヒトに Firmicutes が多くて，やせているヒトに Bacteroides が多い」という一般向け商業サイトの真下に，Bacteroides が腹腔内膿瘍の原因菌である，という医学向けのサイトがあったりします．このようにみると「あれ，結局いいやつなのか，悪いやつなのか…？」とわからなくなってしてしまうことがあります．その際はまずは「分類階級」を意識してから，再度検索を行ってみてください．「分類階級」とは「門・綱・目・科・属・種」という順で進化系統が分類されていくものです．高校や大学でおそらく一度は目にしている，あの図です（図1）．たとえば，私たちヒトを分類階級順に追っていくと「脊索動物門，哺乳綱，サル目，ヒト科，ヒト属，ホモ・サピエンス種」となります．やっと「種」のところで，ネアンデルタール人などが出てくるのです．

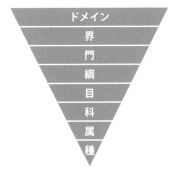

図1　生物の階級分類

　さきほどのバクテロイデスの話に戻ってみましょう．太る・やせるは「バクテロイデス門」の話，腹腔内膿瘍は「バクテロイデス属」の話です．ヒトでいうと，「脊索動物門」と「ヒト属」ほど…．どうですか，ものすごい距離感がありませんか？　細菌と代謝について，2006年のNatureで太るマウスとやせているマウスの腸内細菌叢の報告が「腸内細菌がそこまで体内調節に影響しているのか！」とインパクトを与えました[1]．細菌によって産生する代謝物やカロリー消費が異なることも関連してか，「デブ菌」，「ヤセ菌」などと独り歩きしてしまったのです．臨床現場では，時々野菜中心の食生活を送っている患者に出会うことがありませんか？　駆け出しの頃に教わった1日の必要カロリー量計算と比較すると，これらの人は総摂取カロリーが少ないこともあります．かといって，BMI上は極度のやせではない…．実は食物繊維は腸管内で発酵し，そこで細菌を介して生成された短鎖脂肪酸などがエネルギー源になって，補完しているとされます．「だから，忙しくて食事抜いてカロリー抑えても，なかなかやせないのね」って．もどかしいほどに，人間の体は複雑でよくできているんです．

● IBS と腸内細菌

　さて，IBSについても，腸内細菌叢のみならず，それらの代謝物など多数報告されています．各国で多くの患者と健常者の比較研究がなされ，ざっとまとめると図2のような傾向を示しています[2]．IBSではFirmicutes

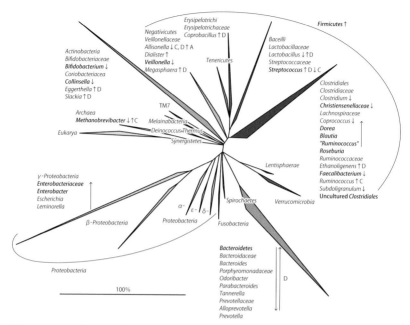

図2　IBS でみられる腸内細菌の増減

矢印の後にある C：便秘型，D：下痢型，A：混合型.
[Rajilić-Stojanović M et al.: *Am J Gastroenterol* 2015; 110（2）: 278-287 より許諾を得て転載]

門が増加し，Bacteroides 門が減少するという報告がいくつかあります．一方で，論文ごとに増加している菌と減少している菌の傾向が異なったり，さらには結果が相反しているなど，「結局 IBS に関連する細菌叢って何ぞや？」という指摘すら出てきています[3]．その背景として，食文化の差や，採便・輸送のタイミング，便検体からの RNA（DNA）抽出キットによる菌抽出の得意・不得意，そして遺伝子解析の機器や手法など，さまざまな要因が影響して，報告間の差として出てしまっている可能性が考えられています．

　また細菌に関するさまざまな基礎研究では，細菌が消化管粘膜にどのように働き，機能を誘導しているかなどの報告もあります．たとえば，Firmicutes 門に含まれる Clostridioides 属の細菌は酪酸の産生ならびに制御性 T 細胞の分化誘導を促進し[4] [5]，Bacteroides 属の菌は小腸パイエル板の IgA

産生誘導や粘膜修復など消化管免疫に積極的に関わっている可能性がいわれています[6]．このような基礎研究を背景に，難治性の *Clostridioides difficile* 腸炎に健常者の糞便を移植する便移植治療が始まってきています．最近では炎症性腸疾患の世界でも糞便移植の研究が進んできています．IBS では，糞便移植により短期的な効果がみられるも，長期的効果についてはまだまだ議論が必要です．

　一般的に細菌叢を構成する細菌が注目されがちですが，これら細菌が代謝する代謝産物の役割も重要といわれています．初学者の方が最初に勉強する場合は，短鎖脂肪酸に関する項目がおすすめです．酪酸や乳酸，プロピオン酸などです．たとえば，乳酸は pH 調整に関わっていたり，酪酸は微小炎症やアレルギーに関連する制御性 T 細胞の調整，プロピオン酸は糖新生などに関連することがわかっています．この部分は，基礎医学で出てきたアミノ酸代謝などを思い出すと関係性がわかりやすいかもしれません．そう，生化学の部分です．臨床医をやっていると，「基礎のことなんてすっかり忘れた」となりがちです．でも，難しくとらえずに（試験もないので）興味の一環として，たとえば上記構造物を化学式でみてみると，違った視点からの発見があるかもしれません．化学物質としてとらえてみていくと，短鎖脂肪酸が交感神経系刺激を行う，なんてこともすっと理解できるかと思います．実際に，交感神経に存在する G 蛋白共役型受容体（GPR）に結合して情報伝達に関連しているという報告もあります．よって，IBS についても，腸内細菌叢，さらにその代謝物，またそれらが作用する宿主粘膜への影響などを含め，細菌などの外的要因が IBS の発症に関わるのか，もしくは内的要因で疾患が発症して，その表現型なのか…今後総合的に解明されていくのではないでしょうか．

ポイント！

IBS の原因とされる腸内細菌は今のところ，特定されていない．しかし菌や代謝物，そして粘膜での情報授受が IBS に何らかの影響を及ぼしている可能性は十分あり得る．

文献

1) Ley RE et al.: Human gut microbes associated with obesity. *Nature* 2006; 444: 1022-1023
2) Rajilić-Stojanović M et al.: Intestinal microbiota and diet in IBS: causes, consequences, or epiphenomena? *Am J Gastroenterol* 2015; 110（2）: 278-287
3) Pittayanon R et al.: Gut microbiota in patients with irritable bowel syndrome-a systematic review. *Gastroenterology* 2019; 157（1）: 97-108
4) Ohnmacht C et al.: MUCOSAL IMMUNOLOGY. The microbiota regulates type 2 immunity through RORγt$^+$ T cells. *Science* 2015; 349（6251）: 989-993
5) Allaire JM et al.: The intestinal epithelium: central coordinator of mucosal immunity. *Trends Immunol* 2018; 39（9）: 677-696
6) Macpherson AJ et al.: IgA function in relation to the intestinal microbiota. *Annu Rev Immunol* 2018; 36: 359-381

9. IBS？　まずは器質的疾患の除外から

研修医　「何ヵ月も前から時々おなかが痛くなることがあって，最近回数が増えているんです」という患者さん，CT とか大腸内視鏡とかどこまですればいいか悩むことが多いんですが….

田中　そうだよね，やろうと思えば色々な検査手段はあるし，かといって必要なさそうだけど，実は背後に大きな病気があったらどうしよう，って悩みもあるよね.

研修医　実際に検査してもどれも「異常なし」というときも，これまた何かを見過ごしていないか悩みます. だから機能性疾患って「よくわからない，怖い」って印象があるのかもしれません.

田中　私も最初そう思ったよ. だからこそ「診察，鑑別の順番」を整理しておくといいよ.

　消化器内科やプライマリ・ケアの臨床では，「何ヵ月も前から時々おなかが痛くなる」，「もともとおなかが弱かったが，最近下痢がひどくなった」といった訴えに遭遇することがあるかと思います. 「では，まず検査をしてみましょう」と，採血，腹部エックス線もしくは CT，そして内視鏡検査とひととおり行うも…，あれ，特に異常がない. さあ次の一手はどうすればいいんだろうか. 目の前の患者さんは明らかに困っている. でも，患者さんに「大丈夫ですよ」と本当に言っていいのか…. そんな相談をいただくことがあります.

　特に消化器内科の場合，画像や内視鏡検査が腫瘍や炎症の同定にかなり役立つため，それらのトレーニングを積んできた先生が大半かと思います. 一方で，これらの検査で異常がみられない！　という場合の消化管症状については，診断・治療ストラテジーに関する情報や指導環境がなかな

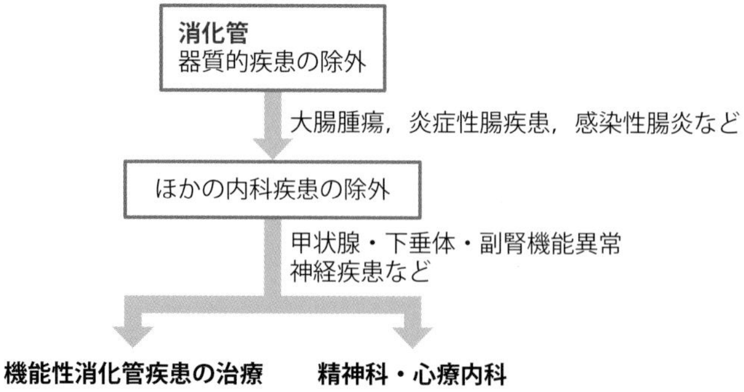

```
┌─────────────────┐
│ 消化管          │
│ 器質的疾患の除外 │
└─────────────────┘
         │  大腸腫瘍，炎症性腸疾患，感染性腸炎など
         ▼
┌─────────────────┐
│ ほかの内科疾患の除外 │
└─────────────────┘
         │  甲状腺・下垂体・副腎機能異常
         │  神経疾患など
         ▼
```

機能性消化管疾患の治療　　精神科・心療内科

図1　機能性消化管疾患の診断ストラテジー

か体系化されてないのが現状です．また客観的な検査異常がないからこそ，ほかの疾患を見落としてしまっているのでは，もっと怖い疾患が隠れているのでは，と機能性消化管疾患と診断するのが不安との声も聞きます．その他，たとえば IBS は「ストレス」疾患だから内科の病気ではない，と消化器分野で行える治療が十分になされないまま精神科・心療内科に紹介され，そちらでも目立った精神疾患がなく対応に困ってしまうことも一方で耳にします．

　そこで本章では「機能性消化管疾患の診断や治療がもやもやしている」という内科の先生方のお役に立てるよう，日常臨床をイメージしながらお話ししようと思います．「こんな患者，出会ったらどうするかなあ」などと，具体的にイメージしながら読んでいただければ幸いです．

　その際の前知識として，ざっくりと図1を眺めてから読み進めてみましょう．

● 例：半年以上続く「腹痛，下痢」が主訴の 30 歳，病院初診患者

　数ヵ月以上にわたる「腹痛，下痢」と来たら，まずどのような疾患を最初に考えていくでしょうか．すでに急性腹症（胆管炎，急性膵炎，虫垂炎などの腹膜刺激症状を有する炎症性疾患，その他，心血管系や婦人科系，男性の場合は睾丸捻転など）の除外が行われていることとします．

1）腫瘍や感染性腸炎，炎症性腸疾患など消化管器質的疾患を鑑別

問診：体重変化，排便回数や便性状のほか，血便，粘血便，痔の症状，その他渡航歴や内服歴（サプリメント含む），検診歴，キャンプやバーベキュー，焼き鳥・焼き肉など生焼けの肉による感染性腸炎の可能性の有無．

採血：炎症反応や貧血の有無，電解質異常など．

腹部画像検査：腹部エックス線もしくは腹部 CT で便貯留の有無，消化管形状（後に説明），消化管や腹腔内に炎症所見があるか．腹水の有無．

便培養：カンピロバクターやサルモネラ感染などを考慮．抗菌薬服用歴がある場合には，*C. difficile* トキシン検査．

内視鏡検査：症状が強いときに行うと，患者にとって前処置や検査で苦痛増強もあり，鎮静下での検査を考慮．

通常，初診時にはこのようなことを考えて検査を組んでいくかと思います（年齢や既往歴，併存疾患により適宜調整）．

2）上記でどれも異常所見がないときは，次に何を考える？

①もう一歩踏み込んで，内分泌系疾患も鑑別

実はこの年代の腹部症状で意外と多いのが，甲状腺機能異常によるものです．また頻度は低いですが，下垂体，副腎疾患が隠れていることもあるので，下記の項目も状況に応じて検討をおすすめします．

採血：TSH，FT3，FT4，ACTH，コルチゾール，カテコラミン 3 分画．

②精神疾患の鑑別はどうする？

プライマリ・ケアや総合診療をご専門とする先生なら，比較的うつ病や不安障害などの気分障害の見極めに慣れている方も多いでしょう．一方，消化器内科医など，そこまで精神疾患になじみがない場合，戸惑われることもあると思います．その際は問診で，まず「睡眠に異常はないか」，「強いストレスがないか，気分の落ち込みはないか，とても不安になることはないか」などざっくりと聞いてみることをおすすめします．「背景にメンタル系の負担がありそうだな」というだけでも，情報を収集することは有用と考えます．また状況によっては，精神疾患と紛らわしいものに神経内科的疾患（たとえば初期パーキンソン病のうつ様症状など）も含まれます．

その他，すでに精神・神経疾患の治療をされている場合は，消化管運動に影響する薬剤があるので，これらの薬歴収集も大切です．

　「体がだるい，疲れやすい，気分が重い」などの言葉を聞いて「うつ病！」と脊髄反射し，せっせと精神科への紹介状を書いて「よくみつけたぜ！」などと思ってると，精神科から「甲状腺機能低下症でしたので，内科的ご加療をお願いいたします」なんて言われてしまうことがあるかもしれません．日々の忙しい外来などで網羅していくことはなかなか大変だとも感じます．しかし，上記疾患の場合はそれらの治療で症状改善が見込めることが多いので，ぜひ鑑別として頭の片隅に置いていただければと思います．

3）やっとこのあたりで機能性消化管疾患を考えはじめる

　この段階になってくると，機能性消化管疾患でいいかなあ，と思いはじめてきます．その前に一点，「炎症所見」についてもう一度確認してください．急性感染症を疑うほどではなくても，たとえば CRP が微妙に 1〜2 mg/dL 台，なんてこともあります．基本的に「機能性消化管疾患では白血球や CRP が上昇しない」とされます．確かに過去には高感度 CRP で IBS 患者は健常者に比べて有意に高かったという報告もあります．しかし，実は炎症性腸疾患だったり，亜急性甲状腺炎だったり，また CD トキシン陽性が出て偽膜性腸炎だった，ということが時々ありますので，注意が必要です．

　このように，腹痛や便性状異常を疑う患者に出会ったら，機能性消化管の診断にいきなり入っていくのではなく，急性感染症や炎症性腸疾患，そして消化管にも症状が出やすい内分泌疾患，さらに精神・神経疾患について鑑別をしていく…．このようなフローで考えていくと，ざっと除外疾患ができていくのではと思います．その他，頻度は低いですが膠原病や副作用など，ということもあります．また，後述する治療反応性より身体表現性障害など中枢要因が主たる病態背景だったということもあります．「何か変だな」と思ったときは適宜鑑別疾患を再考しましょう（図 1）．

　余談ですが，外来での内服歴に加えて，サプリメントやダイエットの情報は時に重要です．以前腹痛と下痢が主訴の患者で，「にがり」を入れてご飯を炊いているという方がいました．TV 番組で「やせる」と放送して

おり，せっせと毎日がんばっていたそうです．ところで，「にがり」がなんで消化管に重要な情報なの？　と思われた先生もいるかもしれません．豆腐を作る際，豆乳を固めるのに使ったり，海に含まれている成分などとして一般には知られています．「にがり」の成分は塩化マグネシウムです．便をやわらかくする作用がある，あの酸化マグネシウムは，胃の中で胃酸と反応して塩化マグネシウムとなります．つまり前述の患者さんは，下痢があるのにせっせと緩下作用のある物質を摂取してしまっていたのです…．その他，「便秘にワカメがよい」と書かれていたのを鵜呑みにしてがんばった患者さんで，その後甲状腺機能亢進症が顕在化してきたなんてこともあります．機能性消化管疾患関連は，ネットの情報で自己対処を試みている人が多いのでご注意ください．

ポイント！

機能性消化管疾患の診断は，まず「器質的疾患の除外」から始まる．内分泌疾患も忘れずに．

IBS 診断・治療ストラテジー

10. 内視鏡検査はしたほうがいいの？
（器質的疾患除外編）

> **研修医** 数ヵ月以上続く腹痛や下痢の 45 歳の患者さんに，大腸内視鏡検査もオーダーしていいですか？
>
> **田中** いいと思うよ．でもその前に薬剤歴は聞いた？　あと便培養は必要そう？
>
> **研修医** あ…．血便歴はないとのことで，元気そうな人でした．飲み会は週に 2 回くらいあるとは言っていましたが…．
>
> **田中** IBS の可能性はありそうだけど，細菌性腸炎とか Collagenous Colitis の可能性も片隅に…．
>
> **研修医** そういえば焼き鳥でカンピロバクター感染症になった友人がいました．しっかりこのあたりを聞いてみます．あと，すいません，Collagenous Colitis って何ですか？
>
> **田中** 国家試験には出ない内容だからね．知っておいたほうがよい疾患だから，一緒にみていこう．

　Rome 委員会では，以下「red flag（表 1）」に当てはまるケースにおいて，大腸内視鏡検査による精査を推奨しています．

　「大腸がん，炎症性腸疾患をまず除外して！」というメッセージです．ご

表 1　red flag

- ・貧血がある
- ・血便がある
- ・減量していないのにやせた（最近 3 ヵ月間で約 4.5 kg）
- ・大腸がんや炎症性腸疾患の家族歴がある
- ・50 歳以上

存じのとおり，これらは進行すると命に関わったり治療法に難渋する疾患です．2015年のわが国の人口動態統計では，がんによる死亡数女性第1位，男性第3位が大腸がんです．臨床での体感でも，進行胃がんはピロリ菌除菌の広まりで明らかに減ってきた感がありますが，進行大腸がんはまだまだな印象です．

　実際に，「最近便がやわらかくなった」，「排便回数が減って，下腹部が痛くなることがある」など，一見機能性消化管疾患としてしまいそうな患者について，大腸内視鏡検査を行うと，実は進行大腸がんだったという経験もあります．腫瘍により大腸管腔が狭窄し，口側の便貯留による症状の場合，Rome診断基準に当てはまってしまうことがあるのです．

　「red flag」では年齢や家族歴で除外疾患の精査対象を絞っていますが，あくまで全世界向けであるため，各国の医療状況に鑑みて活用してください．わが国は先輩先生方のご尽力のおかげで，全国津々浦々，比較的安全・簡便に大腸内視鏡検査を行うことができます．実際に，IBSを疑う患者に問診して，大腸がんや炎症性腸疾患について，これらの疾患の家族歴はなさそうだと判断することはよくあります．一方で，初発のクローン病であったり，リンチLynch症候群を疑う若年の大腸がんなどを経験をすると，年齢やその他の既往歴，症状などと勘案して，「可能であれば大腸内視鏡検査を行う」というやや積極的なスタンスがよいのでは，と思ってしまいます．

● 実は細菌性腸炎だった，ということも

　機能性消化管疾患を疑った大腸内視鏡検査で，細菌性腸炎がみつかることもあります．数ヵ月以上にわたる腹痛，下痢を訴える若年の患者に大腸内視鏡検査を行ったところ，盲腸・バウヒン弁に発赤浮腫とびらんを認め，カンピロバクター腸炎だった，という感じです．その他，サルモネラ腸炎やエルシニア腸炎などもIBS様の症状にみえることが知られています．これらは大腸内視鏡検査で潰瘍性大腸炎と間違えられやすい場合もあり，消化管の浮腫や発赤，縦走潰瘍，そしてびらん・潰瘍をみつけたら，生検や嫌気培養生検を行うことが重要です．

　IBS かなあ，と思いつつ検査を進めていったら細菌性腸炎だったという場合，初診から治療初期の段階で「違和感」を感じることがあります．たとえば，時々熱っぽい感じ（微熱など）があったり，わずかながら採血で炎症反応がみられたり．IBS では基本的に炎症反応が上昇したり熱が出ることはありません．細菌性腸炎では，そこまで顕著な発熱や炎症反応ではないものの，なんだか気になる所見がみえ隠れすることがあるんです…．ちなみに ROME Book には，IBS 患者が診断に至るまでに，虫垂炎や子宮疾患（内膜症など）と誤った診断をされて，これらの摘出手術を受けているケースがそれなりにあるとも書かれています．

　ところで，細菌性腸炎に関する問診の際に食事歴を聞くと思いますが，長期の記憶をたどるほど曖昧になります．たとえば，先生方ご自身が「1 年～半年前頃，焼き肉・焼き鳥・バーベキューなど生焼けの肉を食べた記憶がありますか？」と聞かれたらどうでしょうか．「どれかは 1 回以上食べた…と思う」という先生が多いのではないでしょうか．よって，「繰り返す腹痛・下痢」などの精査の場合，問診上疑いにくくても，前述のような IBS の典型例に合致しない所見があるならば，細菌性腸炎も鑑別に入れておいたほうが無難と考えます．

　その他，抗菌薬使用歴があり，下痢症状がみられる場合，*C. difficile* 感染症の鑑別も考慮しましょう．若い患者で，海外留学中に下痢型 IBS 症状が出現し，留学先の国で複数回抗菌薬を投与されていた方がいました．帰国中，他院で留学ストレスによる下痢型 IBS の可能性を考えられメンタルに関する治療を行うも改善に乏しく，こちらに相談がありました．時々発熱することもあったとのことで，IBS とするには若干の違和感がありました．そこで便培養を行ったところ，細菌性腸炎起炎菌はどれも陰性で，CD トキシンが陽性．*C. difficile* による症状もあわさって症状がさらに悪化していたと考えました．採便時は普通便に近い形だったため，CD トキシン迅速検査を迷うほどでした．機能性消化管疾患に当てはまるも，常にほかの疾患との合併も考えるべきだと勉強になった一例です．

　また，直腸にベッタリとした粘膜とタコイボ様のびらんがみられる場合はアメーバ性大腸炎なども考えましょう．若い男性で，食事のたびに下痢

があるという主訴で，大腸内視鏡検査を行ったところ上記であった，なんてこともあります．これは性感染症でもあり，特に初診時の問診からは，アメーバ性大腸炎を疑う内容を聴取するのはほぼ無理です．ちなみに，ひとたび発生するとその近隣地域で同感染症の患者が増えることもあります．公衆衛生上の観点からも重要な疾患です．

　さらにごくまれな疾患として，腸結核などもあります．東南アジアの医師たちと話した際，これらの国でも最近は IBS や炎症性腸疾患が増えてきている一方，依然として結核蔓延地域でもあるため，大腸内視鏡で腸結核の除外が重要と聞いたことがあります．確かに，炎症性腸疾患としてステロイドや免疫調整薬を使ってしまったら，実は腸結核だった…なんて背筋が寒くなりますよね．なかなかわが国ではみない疾患ですが，海外渡航がより簡単となり，逆に外国の方が日本に滞在することも増えている現代において，再度注意する必要があるのかもしれません．

● Collagenous Colitis もぜひ鑑別しておきたい

　慢性的な下痢を生じ，大腸内視鏡検査で消化管粘膜に特徴的な所見を示す疾患として，顕微鏡的大腸炎（Collagenous Colitis 含む）があります．Collagenous Colitis はプロトンポンプ阻害薬（PPI）内服者にみられることが特徴的です．IBS は機能性ディスペプシアや GERD を合併しやすく，これらには PPI がよく処方されることからも，頭の片隅に置いておきたい疾患です．

　Collagenous colitis の大腸内視鏡所見では浅い縦走潰瘍がみられ，生検病理像では上皮直下に膠原線維帯 collagen band の所見が特徴とされます．しかし，これらがみられず粘膜肥厚や毛細血管の増生などの非特異的所見にとどまることも多いとされ，collagen band がみられないからといって否定することはできません．

　以前，IBS の治療で腹痛は改善してきたものの，水様下痢がある頃から目立つようになった患者がいました．炎症所見もみられず，便培養も特段問題ありませんでしたが，薬歴を再確認すると GERD 症状があるため他院から PPI が処方されていました．大腸内視鏡検査とその際の白色線条び

らんの生検から Collagenous Colitis との診断に至った，という経験もあります．

● 施設の状況に応じて，検査順番の組み立てを

　一方で，今の医療費情勢，大腸内視鏡検査の前処置などの負担を考えると，やみくもに大腸内視鏡を勧めるのもスマートではありません．多くの機能性消化管疾患の患者が最初に受診するのは，プライマリ・ケアを提供する医療機関です．必ずしも大腸内視鏡検査設備があるわけではなく，なかなかハードルが高い，ということもあります．その場合は，便潜血検査や，便培養（カンピロバクター，サルモネラ感染などの除外），そして採血で炎症や甲状腺機能をチェックしてから，大腸内視鏡検査を行うか検討する，という順番になるかと考えます．

　何年にもわたって同様の IBS 様症状で増悪兆候もない，採血で炎症や貧血症状，内分泌値正常範囲内，また渡航歴もない若年の患者の場合など，大腸内視鏡検査をすることなく経過を注意しながら内服治療をはじめることもあります．

　以上より，患者の訴えから機能性消化管疾患の可能性を考えたときには，同時に大腸がんや炎症性腸疾患を疑うこと．そして目の前にある検査結果からこれらを否定できそうか検討する．患者の話に典型的な機能性消化管疾患とは言えない訴えがある，1 項目でも気になる検査値がある，そんなときは，大腸内視鏡検査をオーダーすることや，1 人で抱えず周囲の先生方と相談することなどを考慮いただけければと思います．

ポイント！

　機能性消化管疾患を疑ったときは，大腸がん，炎症性腸疾患などの除外に大腸内視鏡検査も考える．さらに細菌性腸炎などでも IBS 様症状がみられることがある．薬歴にも注意．

11. 内視鏡検査はしたほうがいいの？
（消化管機能を「感じる」）

研修医　腹痛と下痢で大腸内視鏡検査をした方ですが，特に異常ありませんでした．

田中　炎症とかポリープはなかったんだね．

研修医　はい，そうです．でもものすごく spasm（攣縮）が強くて挿入が大変でした．

田中　消化管の運動や知覚についても，内視鏡の所見にコメントがあると参考になることが多いんだ．

研修医　そうなんですね．自分が下手で時間がかかっていると思われそうで，なかなか書けずにいました．次からそうしてみます！

田中　挿入に慣れていないときは書きにくいかもしれないけれど，慣れてきて「運動（攣縮）」，「知覚（腹痛，おなかが張るなど）」でいつもと違うな，っていうときは遠慮せずコメントに書いてみて．特に機能性消化管疾患の病態評価や治療の効果を考えるときに役立つことも多いよ．

　前章では，大腸がんや炎症性腸疾患といった「大腸内視鏡検査で所見がある」疾患の鑑別についてお話ししました．ところで，内視鏡検査で特記すべき所見がない場合に，「異常なし」とささっと記録を書いて終了してしまっていること，ありませんか？

　たとえば大腸での隆起や炎症，潰瘍などを認めた際，以下を観察していくかと思います．

　・通常光観察による病変部と正常部位の消化管粘膜を軸とした形態差
　・染色や NBI 拡大観察などを用いた粘膜模様や血管パターン観察

・びらんや潰瘍があれば，管腔内での走行や散在の形状

　さらに病変部位の組織生検を行うことで，内視鏡観察で考えた所見の整合性の確認，詳細の検討を行うことが可能です．一方，IBS や機能性便秘などの機能性消化管疾患の場合，消化管粘膜の隆起や陥凹，炎症所見，ならびに拡大観察を行ったところで，粘膜模様の不整といった異常所見はみられません．これは IBS の消化管は「正常と何ら変わりがない」という判断でよいのでしょうか．

　前述の内視鏡観察を深掘りしてみましょう．消化管の「何の」状態について主に観察しているのでしょうか．一般的には粘膜領域の細胞増殖や欠損（ポリープやびらん，潰瘍）について，また近年広がってきた拡大内視鏡による NBI 観察では粘膜模様ならびに血管構造の変化を観察するかと思います．

　IBS の場合，消化管粘膜の増殖や欠損は基本的にみられません．しかし病態生理の部でお話ししたように，その粘膜の下，さらにミクロレベルでは，消化管粘膜の EC 細胞や肥満細胞，また杯細胞の粘液分泌などの活動が活発化したり，筋層の神経叢を介して脳や消化管粘膜との信号授受が活発に行われているとされます．とはいえ，普段行われる大腸生検ではこれらの細胞の活動や神経に関する活動性評価はできず，もどかしさを抱えてしまいます．しかし，これら IBS の粘膜下での病態知識を頭に入れておくと，生検結果で大した異常がみえなくても身体で何が起きているか推測ができ，治療戦略・評価に役立つと考えます．

●「動き」と「感覚」は貴重な情報

　このように形態学的には IBS は健常者と変わりがないとされますが，大腸内視鏡検査は単なるほかの疾患を除外するだけのツールなのでしょうか．

　IBS では消化管の運動亢進のほか，知覚の亢進が知られています．これは，バロスタットというポリエチレン製のバッグを大腸に挿入して空気を入れていき，疼痛度の測定などを行って解明されてきました．しかし，この検査は保険対象外であることや 1 症例あたりの時間が相当かかるなどの

点より，国内では限られた施設でしかできません．

　一方で，通常の大腸内視鏡検査の際に送気伸展したときの患者の「感覚」，また送気時の反射的な収縮や蠕動亢進，排ガスの連続など，消化管運動の亢進を示唆する所見より「IBSかなあ」，「けっこう症状つらそうだなあ」などと感触が得られる場合があります．

　たとえば，内視鏡検査の前に「おなか痛いときは遠慮なく言ってくださいね！」と患者に話しておきながら，いざ少ない空気量なのに「おなか痛い」と言われるとか，ギュウっと梅干し婆さんの口のように収縮したS状結腸の光景をみて冷や汗をかいた経験がありませんか．そういうときに内視鏡を押すと「痛い」とか言われて，術者の背中は汗だらけで，心はズタズタで…．内視鏡検査デビューしたての頃は，すべて自分が不慣れなせいだと，時に凹んでいました．でも，件数を重ねるにつれ，患者の腸の特性が一般的な場合と異なるときがあるということに気づきます．「どこのどのような反応が，通常の内視鏡所見と異なるのか」など頭の中で箇条書きにしながら進めることで，その後の患者への病状説明や治療方針において役立ってくることがあります．また，検査開始前に「もともとおなか弱いほうですか？」，「週に数回腹痛が出て，そのときにトイレに駆け込むことがありますか？」などと聞いておくと，挿入時の対策や心構えができます．挿入に際して空気中心でなく水浸法を併用して粘膜伸展を最小限にするなどの方法も時に有用です．

● 鎮静下内視鏡検査のススメ

　IBS患者の多くは内臓知覚が亢進しているためか，「大腸内視鏡は本当につらかった，もうしたくない」とおっしゃる方もいます．そこで近頃，鎮静薬や静脈麻酔薬を使って大腸内視鏡検査中の苦痛軽減を重視する病院が増えてきました．IBS患者においても，鎮静薬や静脈麻酔薬使用下で大腸内視鏡検査を行うと，たいていの場合蠕動や知覚の亢進が軽減して苦痛を感じなくなります．

　さらに長期的なメリットもあると考えます．というのも，IBS患者（機能性ディスペプシア患者も）は内臓知覚，運動亢進があることから内視鏡

検査で苦痛を感じやすく，時に不安やうつを合併していることもあり，内視鏡検査への恐怖が回を重ねるたびに増してしまうことがあります．そのためつらかった検査の記憶が残ってしまい，人間ドックなどを含めた上下部内視鏡検査を受けずに何年も，時に何十年も経てしまうことがあります．実際に腹部に何らかの症状が出てきてしぶしぶ内視鏡検査を行ったときには，進行胃がんや進行大腸がんだったという経験もあります．患者の状態を把握し改善に向かわせるための検査の目的が本末転倒になってしまわないよう，目の前の患者に苦しくない内視鏡検査を行うことは，将来にわたって患者を助けることにつながるのではないでしょうか．

　このように，通常の内視鏡検査で二次元の写真を撮ることに集中してしまいがちですが，運動など三次元の評価も状況理解に有用と考えます．現在の研究では，内視鏡時の消化管運動や知覚の亢進について報告された論文もわずかながらありますが，IBS の客観的診断に有用な指標作成までには至っていません．しかし消化管運動や空気量変化による感覚変化の情報を読み取ってその感覚を日々の検査に反映させていくと，IBS 患者の内視鏡検査がおもしろくなると思います．

ポイント！

大腸内視鏡検査で病変像を探すだけではなく，空気伸展や大腸運動の程度について感触を得ることも，疾患評価の重要な情報になり得る．

IBS 診断・治療ストラテジー

12. 腹部エックス線像は情報の宝庫

研修医　田中先生は機能性消化管疾患患者で腹部エックス線を撮っていることが多いですが，CT よりよい点ってあるんですか？

田中　何をみたいかによっては，腹部エックス線も十分に有用だよ.

研修医　CT は消化管外の評価はしやすいですけど，エックス線写真は 1 枚で大腸がみえる，とかですか？

田中　いいねえ. まさしくそのとおり. 大腸内の便やガスの分布，さらに攣縮様所見などがみやすいんだよね.

　腹痛などの主訴では，腫瘍性病変や炎症所見鑑別のために腹部 CT を撮ることもあると思います. 一方，古典的な画像検査の代表格である腹部エックス線画像も，機能性消化管疾患評価には非常に有用です.

　腹部単純エックス線は，可能であれば臥位，立位で撮像します. これらの画像から，

- ・大腸のガス量
- ・便の量，性状，大腸内での分布
- ・大腸の攣縮を疑う所見
- ・胃内空気量

などを評価します（図 1）.

● 撮像タイミングで腹部画像は変化することも

　食前か食後か，さらに排便前か後かなど，撮像のタイミングにより腹部画像が変化することがあります. その他，たとえば呑気症がある場合，午前中より夕方のほうが胃泡や消化管内の空気が増えることがあります.

便性状	便貯留量
外的要因・肛門機能	運動・攣縮

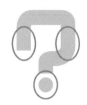

左右で貯留バランスはどうか
左右結腸で便性状は違うか
腹部手術前後で貯留が違うか

便性状	便貯留量
外的要因・肛門機能	運動・攣縮

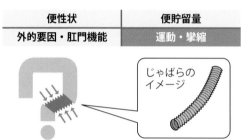

じゃばらの
イメージ

図1　病態の因数分解（腹部エックス線）

「おなかがガスで張っている感じがする」という患者の場合，日中無意識のうちに空気をのんでいないか，午後遅めの時間帯で腹部写真を撮ってみるなども有用です．

● 便が大腸にたまっているか，上行・下行結腸，さらに直腸ではどうか

　便の貯留程度を評価するのに，上行結腸→下行結腸→直腸の順にみていくとわかりやすいです．ソーセージ様に上行結腸にぎっしりと便塊が詰まっており，さらに下行結腸（横行結腸含む）や直腸にも便が貯留している場合，便秘も考慮します．これが上行結腸に便があれど肛門側にはそこまで貯留してなければ，排便後である可能性もあります．また直腸にどっさりと便がたまっており，さらにかたそうなコロコロ便がみえる場合は，肛門機能の異常も考えていきます．その他，下行結腸の途中で便貯留が途絶える場合など排便では説明がつきにくい場合は，進行大腸がんによる狭窄ということも考えられます．ちなみに盲腸は腸管の幅約 9 cm，それ以

外は約 6 cm とされます．「通常範囲内」か「貯留」かを判断することに決
まった定義はありませんが，このサイズに近い拡張がみられる場合は，器
質的もしくは機能性便秘症を疑って問診や検索を進めましょう．

● コロコロ便，もしくは水様便がみえるか

「便貯留」と一言で言っても，液面が生じるほどの水様，スポンジ様，
コロコロした硬便様など，便性状にはバリエーションがあります．消化管
運動低下が疑われるケースでは，上行〜下行結腸付近までスポンジ様の便
がぎっしりとたまり，直腸にコロコロ便が栓のように詰まっていることが
あります．また，循環器疾患や透析患者などで飲水制限がある場合は，そ
こまで結腸に便貯留が目立たないものの，かたそうなコロコロ便が肝弯曲
付近からみられることがあります．一方，下痢症状が強く食事量も減って
いる場合は，虚脱した結腸に，ところどころ鏡面様（立位画像）の所見が
観察できます．いわゆるガスで拡張した腸管に液体貯留が目立つ「鏡面
像」は，イレウスを疑うべき代名詞と言ってもいいでしょう．ガス貯留が
目立たず液体貯留が複数箇所に目立つときは，感染性腸炎なども考慮した
ほうがよい場合もあります．

下痢と便秘を繰り返す混合型 IBS の場合，たとえば上行結腸ではスポ
ンジ〜やや水様便に対して，下行結腸には硬便がほどほどにあるなど，左
右の便性状が大きく異なる場合があります．そのあたりを詳しく検討した
研究はほとんどなく（研究デザインが難しいこともある），あくまで臨床
での実感ではありますが，問診情報とあわせると，消化管で何が起こって
いるのかについての有用な情報になります．

● 大腸が狭窄まではいかないけど細い場合

IBS の腹痛症状が強く，また症状出現回数も多い，なんていう場合，大
腸の一部（下行結腸や S 状結腸など）にホースなどでよくある「じゃばら」
様の形状がみられることがあります．大腸内視鏡検査をされる先生は，蠕
動・収縮が強い際に大腸管腔が狭くなる，あの絵をイメージしてみてくだ
さい．症状が強いと，食事摂取量が減ったり頻回の排便となり，大腸内の

便貯留の減少にも影響している可能性があります．しかしこれらは治療で症状が改善していくとみられなくなっていくことも多く，指標になるかもしれません．

　通常，「腹痛」という訴えがあると，CTを撮像してしまいがちです．腹部CTは腫瘍や炎症，また消化管外の臓器や腹水，リンパ節所見など，多くの情報を得ることができます．しかし，CTは大腸全体の評価をひと目で行いにくく，頻回に撮像できないことが弱点です．それに対して腹部エックス線は，簡便に，短時間で，かつ被曝量がごくわずかであるため繰り返し撮像が可能です．医療機器がどんどん高性能になるとそちらばかり頻用してしまうことがありますが，これら画像検査のメリット・デメリットを判断し使い分けて駆使していく．漫然と画像検査を行うのではなく，「何をみたいのか」をイメージしながら進めていくとよいと考えます．

ポイント！
腹部エックス線で便量や便性状，さらには攣縮ぐあいなど，参考になりそうな情報がたくさん得られる．

13. 精神症状が影響していそう…内科外来でどうすれば？

研修医A　IBS にストレスが強く関係していそうな場合，どういうときに精神科・心療内科に相談すればいいのでしょうか？

田中　タイミングを悩むときもあるよね．明らかに未治療のうつ症状の場合は，早めの紹介が必要だね．とはいえ，治療を急ぐような精神疾患がなさそうなら，まずは消化管の器質的疾患の除外を行うことは大切だと思うよ．内分泌疾患や神経疾患でもうつ様症状が出ることあるし．

研修医B　精神科ではじっくりとうつ病患者さんの問診をされていましたが，一般の内科外来では難しいですよね．

田中　そうなんだよね．初診で「ストレスはけっこうありますか？」と聞いて「あります」と言われることは普通にあるし．そこで「ストレス疾患だ！」と診断してしまって，ほかの疾患を見落としそうになることもあるんじゃないかな？

研修医A　先生はどうされていますか？

田中　ケースバイケースだけど，「眠れていますか？」っていう質問はよくするかなあ．

えっ，睡眠ですか？

　IBS は時にうつ病や不安障害など精神症状を合併することが知られています[1]．そのため一般的な消化器内科疾患の診断・治療の流れとは異なり，IBS では発症要因や症状の評価について，精神的要素の評価も大切です．とはいえ，積み重なるカルテの山を横目に，ほかの器質的疾患の除外なども念頭に置きつつ，問診を行う…．一般の内科外来では精神科・心療内科ほど十分な問診時間がないことも多く，効率よく情報収集を行えない

ものだろうか？　そんな質問を時々受けます．

● IBS はメンタル疾患？

　うつ病や不安障害は，ストレス源にさらされている場合，一気に悪くなっていくことがあります．欧米の研究では IBS の約半数前後に不安やうつが合併するとの報告もあります[2)〜4)]．わが国の一般的な消化器臨床からの印象では，それはいくらなんでも多いと感じます．欧米は日本と保険システムが異なること，また前述の研究では精神科を中心としたチームが多く参加した可能性も考えられます．実際に，私たちも研究で IBS の被験者を一般掲示などで募集することがありますが，多くの場合，うつや不安のスコアは健常者群と有意差がないことがほとんどです．よって，「IBS ＝メンタル疾患」と構えてしまうよりも，「IBS で精神・心療内科的治療が必要な人」がいたときに適切に橋渡しをする．そのようなマインドで臨床にあたればよいのでは，と考えます．

　重症化してからの精神科・心療内科による治療介入は，改善までにかなりの治療期間を要してしまうことがあり，そうすると，仕事や学業，家庭などに多大な影響を及ぼします．一般的に，うつ病や不安障害などの気分障害の診断は，DSM-Ⅴ などの診断基準を軸に行われていきます．

　精神医学にあまり触れる機会がない内科医は，これら精神疾患にもアンテナを張っていくことに時にハードルを感じてしまうかもしれません．その結果，医師側が IBS の治療に消極的になり，消化器的治療で改善する可能性がある患者でも適切な治療にたどりつくまで時間がかかるなど，医師―患者関係，さらには患者の心理社会的環境に悪循環を生じてしまう恐れもあります．

　日常診療の中で，うつや不安症状を疑うのは以下のような場合ではないでしょうか．

　　・表情が暗い，笑顔がない．
　　・不安や緊張を表す言葉が多い．
　　・喜びや興味がわかず，家にこもりがち　など．

これらは消化器内科的診察を行う中で，会話の所作や，たとえば腹痛出

現や日常生活リズムに関する問診を通してみえてくることがあります．さて，メンタル的な要素がなんだかみえ隠れするとき，次はどうしましょうか．

●「眠れていますか？」と聞いてみる

初診の早い段階で「気分は落ち込んでいますか？」など，心理面に関する情報収集を内科外来で行ってしまうと，医師—患者関係ができていない状態では患者が驚いてしまうことがあります．また精神症状の深掘りは，不慣れな内科医にはハードルが高いと思われます．そのようなとき，以下のフレーズをさらりと聞いてみてはいかがでしょうか．

「眠れていますか？」

誰もが日々眠ります．うつや不安などの気分障害において，最も合併しやすい身体症状は睡眠障害ともいわれています．

睡眠に関して問題がありそうな場合，以下の項目をさらに聞いてみるとよいでしょう．

・睡眠時間：長い，短い，適切，波がある．

・睡眠深度：眠りにつけない，夢（悪夢）を多くみる．

・中途覚醒や早朝覚醒．

（前立腺肥大，アトピー，喘息などがある場合は，それらで夜起きることがあるか．）

これを聞くと，「夜眠れないんです」，「眠りが浅くて，途中で何回も起きてしまいます」，「一度目が覚めると，まだ 3 時間くらいしか寝てないのに，その後眠れません」などと言われることがあります．その程度に応じて，気分の落ち込みや不安，ストレスが強いかを聞いていくと，内科外来の場であっても，それなりに情報を収集できます．もちろん，睡眠の問題を抱えていても，うつや不安などの精神的疾患とまではいかない方も多くいます．あくまで情報収集の導入として使っていただければと考えます．ちなみに，IBS 患者は睡眠に関する問題を抱えることも多く，第 21 章睡眠は IBS に関係しますか？　で詳しくお話ししますね．

● IBS と過干渉，虐待：「なんか違うなあ」と感じたら

さて，不安やうつだけでなく，過干渉や虐待が IBS の発症に影響するとの報告もいくつかあります．たとえば下図のように，IBS の親 208 名とその子ども 296 名（平均 11.9 歳）と，IBS ではない親 241 名とその子ども 335 名（平均 11.8 歳）を比べたところ，親の過干渉が強ければ強いほど腹痛の痛みレベルは高いとの結果が報告されました（図 1）[5]．

虐待についても，性的，心理的，身体的のどれも IBS のリスクファクターとされ，それらと IBS の関連についての脳研究などがいくつか報告されています．図 2 のように，虐待経験者においてより賦活していた脳帯状回の部位は IBS 患者でも賦活がみられており，その部位は内臓の痛みと陰性情動の処理に関する脳部位でもありました[6]．

近年わが国でも，過干渉のみならず虐待についてもクローズアップされはじめました．しかし，まだまだ被虐待者が潜在的にどの程度いて，機能性消化管疾患を含めた疾患への進展にどのように影響するかは定かではありません．さらに，身体的・性的虐待のほか心理的虐待についても，身体的痛みとの関連がいわれています．「虐待」というと，ごくわずかな人に関連することだと感じるかもしれません．しかし，たとえば学校や職場でのいじめ，家庭内不和などによる心理的ストレスが身体的症状に影響して

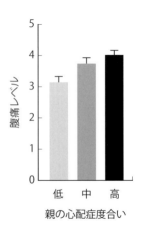

図1　親の心配性（過干渉）と子の腹痛度合い
横軸は親の心配症度合い，縦軸は腹痛レベル．
Kruskal-Wallis test $p < 0.001$．
[Levy RL et al.: *Am J Gastroenterol* 2004; 99 (12): 2442-2451 より引用]

虐待経験者と非虐待経験者

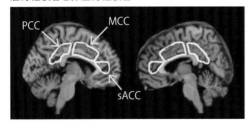

IBS と非 IBS

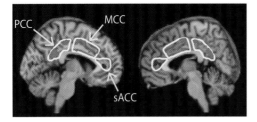

図 2　虐待経験者と IBS 患者の大腸知覚時脳活動
痛みを感じる強さでの直腸伸展刺激時の脳活動．
上：虐待経験者（左）は非経験者より後帯状回
（PCC），中帯状回（MCC）で有意に活動が高く，前
帯状回（sACC）で低下していた．下：IBS 患者群（左）
はコントロール群に比べ左右後帯状回（PCC）で有
意に高い活動がみられた．
[Ringel Y et al.: *Gastroenterology* 2008; 134（2）:
396-404 より許諾を得て転載]

いると言い換えると，いかがでしょうか．

　40 歳代男性の患者で，日中夜間構わず腹痛が生じ，特に食後に腹痛や
下痢を生じるというケースを知り合いの先生から聞いたことがあります．
腹部症状が強くなって仕事に穴が空くため辞めざるを得ず，その後は家に
引きこもりがちとのことでした．採血や画像検査，上下部内視鏡，カプセ
ル内視鏡を行いましたが，すべて特記すべき異常は認められません．診察
の際，心配なのか高齢の両親がいつも同席されていたそうです．

　本人は自分の意見や考えをあまり言わず，一見人当たりがよさそうとの
ことでした．一方で，すでに数箇所ドクターショッピングをしており，継
続や中断については主に両親が決めている様子です．その他，食事や日常

生活などさまざまなことを両親が管理しており，本人は「反論すると色々と大変だ」とただ従っていたようです．本例は両親の過干渉により対人関係や社会的関わりに支障をきたし，同時に消化管知覚障害を生じた例と考えられました．その後，アルコール依存もみえ隠れしはじめ，本人と両親の双方と関係ができたのを見計らって，依存や嗜癖に精通した精神科医師がいる病院にも診察をお願いし，精神科治療と消化器内科的治療を行っていったとのことでした．

　このように，同僚や紹介医も含めた「何か通常の患者とは違うんだよなあ」という情報は時に役立ちます．とはいえ，初診時には明らかに即治療が必要と思われる精神症状（うつ病など）でなければ，消化器の器質的疾患除外から機能性消化管疾患の可能性までのフローを進めていきましょう．さらに進めていった後に，たとえば「腹痛」がメインで特に便性状異常を伴わない，痛みが上下腹部や腹部外に動くなど IBS の診断基準とあわないときは，「機能性腹痛」などといったほかの機能性消化管疾患，さらに身体表現性障害といった心身症やその他の精神疾患の可能性もあります．消化器系薬剤のみでは改善が難しそうであったり，精神的要素も病態に関連していそうな場合は，精神科・心療内科に相談してみることをおすすめします．

ポイント！
一般内科現場でメンタルの話に切り込みにくい場合は，睡眠の話から入るとよい．精神科的問題の存在を疑う場合は，消化器内科的フローを進めながらも，精神科・心療内科と速やかに連携を．

文献

1) Van Oudenhove L et al.: Biopsychosocial aspects of functional gastrointestinal disorders: How central and environmental processes contribute to the development and expression of functional gastrointestinal disorders. *Gastroenterology* 2016; 150 (6): 1355-1367.e2
2) Drossman DA: Do psychosocial factors define symptom severity and patient status in irritable bowel syndrome? *Am J Med* 1999; 107 (5A):

41S-50S
3) Drossman DA et al.: AGA technical review on irritable bowel syndrome. *Gastroenterology* 2002; 123 (6): 2108-2131
4) Levy RL et al.: Psychosocial aspects of the functional gastrointestinal disorders. Gastroenterology 2006; 130 (5): 1447-1458
5) Levy RL et al.: Increased somatic complaints and health-care utilization in children: effects of parent IBS status and parent response to gastrointestinal symptoms. *Am J Gastroenterol* 2004; 99 (12): 2442-2451
6) Ringel Y et al.: Effect of abuse history on pain reports and brain responses to aversive visceral stimulation: an fMRI study. *Gastroenterology* 2008; 134 (2): 396-404

14. 性別も含めた問診のピットフォール

研修医B　先日女性の患者さんから「先生が女性だから，痔の悩み話せたわー」って言われました．自分ではあまり医師が男性とか女性とか意識していませんでしたが….

田中　私も自分では意識していないけど，そういう場面時々あるなあ．

研修医A　逆に僕とかだと，婦人科系の話とか，知識としてはあっても自分が生物学的に経験できないので，問診が適切か心配になることはあります．

田中　特におなかとか，肛門，婦人科系は話すことに羞恥心を感じてしまう患者さんもいるから，相手の感情を汲み取りながら問診する姿勢は大切だね．

　　IBS の罹患率は欧米の疫学調査では女性が多いとされ，わが国でもほぼ同様とされています．わが国では TV コマーシャルなどで「腹痛，下痢」で苦しむ朝の通勤中のサラリーマンなど，男性のイメージが強調されやすいのですが，実は女性も多いのです．時に患者は，排便や排ガス，腹痛に関してみずから話し出すことに羞恥心を感じる場合があります．特に医者と患者が異なる性別の場合，互いに緊張してしまうことがあるかもしれません．そのような場合は，腹部に関して以下のような質問をしていくと，十分な情報が得られていくと思います．もし聞き出しにくい状況ならば，患者と同性の医師もしくは看護師に同席してもらうとよいでしょう．

　①お通じは週にどれくらい出ているか．

　②便の性状は，時に水様便や硬便が出るか．

　③その際に腹痛を伴うか．

　④排便後，残便感や肛門周囲に痛みはないか．

⑤毎年健康診断を受けているか. さらにその際, 検便 (便潜血検査) や (女性の場合) 婦人科, 乳がん検診なども行っているか.

● 肛門関連の話は出てきにくい

大腸内視鏡検査の際に, 直腸下部肛門周囲に内痔核所見を認めることがあります. 患者に「痔の所見がありますね」と伝えると, 排便や肛門症状で実は困っていた, と言われることがあります.

「下痢をした後は肛門が飛び出る感じがすることがあって, 痛くてつらいときもありました. でもなかなか先生に話しにくくて…」,「なかなか便の話って人にしないものでしょ. みなさん, 医者の前で便のこと話しているの?」といったぐあいです.

そのため, IBS や機能性便秘と考えられる患者には, 治療を開始する時点で「排便した後に, 肛門付近が痛いことなどありますか?」と聞くこともあります. 患者みずからは話しにくいことでも,「みんなにいつも聞いているんだよ」的雰囲気を出しながら聞いていくと, しっかりと話してくれます. 肛門症状のほか, 排ガスや月経症状との関連などについても同様に進めるとよいと思います.

● 婦人科系疾患除外も頭の片隅に

「女性の腹痛をみたら, 婦人科系疾患も考えよ!」

そのように習った先生は多いかと思います. 機能性消化管疾患を疑う際も,「婦人科系疾患による症状ではないか?」, また「それらの疾患と消化管症状に関連がありそうか?」などと消化器以外の疾患も鑑別に考えながら見極めていく必要があります.

特に以下の症状, 所見があるときは要注意です.

・間欠的というより, 持続的な痛み.

・排便後もそこまで改善しない.

・経血量が多い.

・軽度炎症所見がある.

子宮筋腫や子宮内膜症のほか, まれに妊娠初期であったということもあ

ります．子宮筋腫では，筋層，漿膜側での発生，大きめな腫瘤，また複数個ある場合などに，直腸などを圧排して次第に排便が滞り，硬便や排便回数の低下が生じると考えられます．徐々に進むことが多いので，患者自身もまさか婦人科疾患がありそれが排便に影響していたとは思わず驚かれることがあります．その他，高齢者で多産経験のある方だと，骨盤底筋群の機能低下により肛門脱や子宮脱を有していることもあります．「踏ん張ると肛門周囲が出っ張ることはありませんか」などとマイルドに聞いてみるとよいかもしれません．

また頻度は少ないですが，Fitz-Hugh-Curtis 症候群などの骨盤内腔炎による腹痛，なんてこともあります．これはクラミジアや淋菌による感染によるもので，特に右上腹部に痛みが生じることがあります．採血で炎症反応がみられるほか，造影 CT で肝被膜に沿って造影効果がみられます．また梅毒で回盲部炎がみられることもあります．腹部 CT を撮影した際は，消化管周辺だけなく，腹水や肝臓周囲などを注意深く観察することをおすすめします．腹痛・下痢症状で便培養まではスムーズに採っても，このあたりの感染症に関する鑑別は抜け落ちがちです．ちなみに，性感染症に関する感染症検査を行う場合は，患者にきちんと説明してから行うことも大切です．患者は内科で性感染症の話が出ることに驚き，診察時に気まずく感じてしまうことがあるかもしれません．しかし，どこかに心配がありみずから話し出せていなかった場合は，気になっていた旨を素直に話し出してくれることが多いです．

● 検診情報も時に重要

大腸がん検診はあくまで任意検査であることに注意が必要です．自営業の人のほか，特に女性の場合，主婦やパートで働く人などでは，自主的な健康診断に委ねられてしまうこともあり，たとえば 50 歳を超えても市の検診や人間ドックなどの検診を一度も受けておらず，かかりつけ医もいなかった，なんてこともあります．また，検診を受けていたとしても，検便（便潜血検査）や乳がん・婦人科系検診は義務項目でないためオプションとして有料で扱う場合もあり，選択していないこともあります．実際に

「健康診断を毎年受けている」と外来でお話ししてくれていたものの，「検便（大腸がん検診）」と「胃内視鏡（またはバリウム）」検査は長い間行っていなかった，ということも…．そのため，検診の話が出たときは，「婦人科系検診や乳がん検診，胃や大腸の検査も受けましたか？」と具体的に聞くようにしています．

ポイント！

> 排便に限らず，肛門や女性特有の情報は聞きにくいことも．焦らず，でも淡々と情報収集を．

15. 小児の IBS 疑いをみたら

> **研修医** 昨晩救急対応で 12 歳の子どもが腹痛で来て、あまりに痛がるから虫垂炎かと思いきや、大腸にぎっしり便が詰まっていました。今後どうしてあげようかなと。
>
> **田中** お疲れさま。子どもの腹痛ときたら、まずは急性疾患を疑うことは大事だね。
>
> **研修医** 急ぎではなさそうだったのですが…。腹痛と便秘を繰り返していて、IBS でしょうか。
>
> **田中** その可能性もありそうだね。でも成人と同じで、いきなり IBS の診断に飛びつかず、色々鑑別していこうか。
>
> **研修医** 急性疾患ではないってわかった後の診断が、実は難しいんですよね。

　成人で発症する IBS のうち、約 2/3 はすでに 10 歳代で発症しているといわれています。基本的な病態は成人と大きく変わらないとされますが、成人の IBS と比べて、小児の IBS ならではの特徴がいくつかあります。たとえば下記などです。

　　・自身の症状についてうまく言語化ができない。
　　・家庭環境、学校環境の影響。
　　・検査の制約（内視鏡検査など）。
　　・治療薬の制約。

　IBS の Rome 診断基準は、成人版と小児・青年期版で別々になっています。しかし中身をよくみると、主に病悩期間が成人 12 週に対して 8 週に異なる程度で、概念自体は大きく変わりません。成人版のところでお話ししたように、腹痛や排便回数、性状など、患者の自覚症状や観察の情報を

主体にした項目から構成されています．そのため，本人がうまく症状を周囲に伝えられず，それを親がなんとか聞き出して医者に伝える…その過程で情報が時に断片的で，診断に悩んでしまう，なんてこともあります．実際に身体症状の言語化がうまくできはじめるのは 10 歳代前半頃からという話もあります．小児診察に長けた小児科の先生ではなく，成人を主に対象としている一般内科の先生が小児・青年期の患者をみるときは，返答の曖昧さや情報が不正確な可能性を含めて問診をていねいに行う必要があると考えます．

● 登校拒否かどうかは慎重に

　家庭環境や学校でのトラブルなど，ストレスを抱えている場合もあります．また，子どもたちは「ストレス」の表現として「（学校に）行きたくない」と言ったり，周囲への攻撃性や，逆に過適応，落ちつきのなさなどでそれが現れたりもします．一方で，十分な消化管治療がなされず改善しない場合に「ストレスのせいだろう」と時期尚早の判断がなされてしまうこともあります．たとえば，腹痛症状が強くて学校を休みがちな場合，「登校拒否」というレッテルが貼られてしまうことなどです．これらは時に患児の未来を大きく変えてしまうこともあるため，注意深く判断していく必要があります．

● 小児 IBS を疑うときの診察・検査

　検査についても，基本的な進め方は成人と同様ですが，以下の点には注意が必要です．
・大腸内視鏡検査適応
・食物アレルギー精査
・問診時の情報収集
・小児特有の鑑別疾患

1）大腸内視鏡検査

　これは成人ほど簡単にできるものではありません．高校生くらいであれば大腸内視鏡検査を成人と同じく行うこともありますが，特に小学生以下

の場合は，麻酔管理下での施行，適切なスコープ選択などが必要で，専門の施設でしか行うことができません．よって，間接的な画像検査などで可能な限り除外診断を行う必要があります．また，注腸造影などで腫瘍や炎症性腸疾患を含めた器質的疾患の精査を行うこともあります．

2) 食物アレルギーの腹部症状

何回も繰り返す腹痛，特に下痢症状を伴う場合は，食事との関連性について家族や学校が悩まれる場合もあるようです．小児の IBS の診断に際して，これらを除外する文言はありません．しかし食物アレルギーによる腹部症状の場合や，摂取する食物の頻度が月に数回ある場合など，IBS でなくても診断基準をみたしてしまうことがあります．

一方，IBS による症状であった場合，食物アレルギーを疑った対処をしてしまうと，安心して食べられる食材・食事が減ってしまい，結果として食事に対する恐怖心やストレスの増強，そして時に成長に影響してしまうこともあります．よって，強く特定の食事内容との関連を疑う場合には，好酸球や IgE などの値に加えて，アレルギー関連の検査を行うこともあります．疑わしい所見がみられた場合は，最終的な診断を含め，小児アレルギー領域専門の先生方と連携をしながら行う必要があります．

3) 診察

問診の際に「腹部症状」のみにフォーカスしすぎると，子どもは症状の言語化が時に難しくうまく伝えられないために，親や医師が色々質問を浴びせてしまって病院を嫌がるようになることがあります．また親が，家で症状が出るたびに子どもに色々聞いたり，その不安を子どもの前で周囲に吐露したりすると，患児に不安などのストレスがかかってしまいます．親子関係や学校での人間関係などが強く影響していそうなケースは個々に対応が必要ですが，一般的にこれらに大きな問題がなさそうな場合は，「周囲の大人たちからみて，どのようなタイミングに症状を生じやすいか」などと客観的で答えやすい内容から進めるのは一手です．

筆者は東日本大震災時に宮城におり，沿岸部被災地の医療にも関わっていました．とある被災地で，小学校低学年の子どもが「おなかが痛いと言って，苦しがってトイレに駆け込むことがある」と相談を受けました．

よくよく聞くと，時間はかかるも少したつと出てきてケロッとして兄弟と一緒に遊びはじめたり，風邪ではなさそうなんだけど，とのことでした．IBS を疑う所見ではありましたが，学校や家庭では気になる変化もなく楽しそうだと，ストレス源として思い当たるものがなく親御さんも困っていました．そこで，まずは症状が出た日時をメモしていただきました．すると，震災後被災地で頻発していた余震の後に生じやすいことがみえてきました．どうも幼少期の震災の記憶が非言語的に恐怖として残っており，地震が来るとストレスとなっていたようでした．このように症状トリガーについて，患児本人はもとより周囲も気づきにくいことがあります．「まずは観察する」，これは小児にかかわらず機能性消化管疾患診察の際に有用と考えます．

● 小児外科的疾患も鑑別に

今度は「便秘」症状が目立つ場合の話です．硬便が数日おきに出る，排便前におなかが痛くなったり不快感が出るなどの症状の場合，小児外科的疾患も注意しながら問診していきます．

「小さな頃から便秘がちでしたか？」，「コロコロ便になることが多かったですか？」

0〜2歳頃の便は「やややわらかい」が一般的です．汗をたくさんかいたときや感冒後など，ちょっとしたことで便がかたくなってしまうこともありますが，中には慢性的に便がかたく出にくいなどの症状を有する場合もあります．腹部エックス線写真を撮ると，上行結腸から便が貯留して拡張した大腸がみられ，S状結腸，直腸付近の便性状はコロコロしているといったこともあります．このような場合，まれではありますが「ヒルシュスプルング病」も鑑別に加えたいところです．ヒルシュスプルング病は小児外科では有名な疾患なのでご存じの先生も多いと思います．肛門部付近の，消化管内側の神経叢と肛門外側の神経叢が発生・発達の際にうまく噛み合わず，肛門・直腸機能が低下する疾患です．消化管最後の部分（肛門）で消化管がうまく動かず排泄ができないために，大腸内に便がたまってしまうことがあります．典型例では手術治療がなされますが，軽度の場

合，便をやわらかくするなどの内服対症療法が行われることもあります．ヒルシュスプルング病について，軽症の場合診断がつかぬまま「慢性便秘」として扱われているケースもあるといわれています．小さい頃はなんとか対症療法で対応できていたものの，徐々に便が大腸に貯留しやすくなり，その結果，大腸の蠕動・収縮障害が生じてしまった…．こんな経過を疑う症例もあります．

● たまにみられる内分泌異常

　乳児期には特に排便に関して問題はなかったものの，学童期になってある頃から便秘が目立つようになってきた，などという場合もあります．生活習慣の乱れや，女性では性ホルモンの活動上昇の影響によることもありますが，時に副腎系などのホルモン異常が隠れていることがあります．下垂体腺腫や副腎機能低下症などです．この場合はまず，採血でACTHやコルチゾール値のスクリーニングを行いましょう．実際，10歳過ぎから体重が増えはじめ，排便回数が週に1回程度に減り，一方で大腸に便がぎっしりと貯留するという大腸運動低下が考えられるケースで，ACTHとコルチゾールが基準値以下であったということがありました．これらが疑われる場合には，速やかに小児内分泌専門のチームに相談することが大切です．

　その他，後述しますが，治療法や処方薬剤，環境調整を含めて学校とのコミュニケーションが必要なことがあるなど，小児特有の対応が必要になることがあります．

　このように，小児の患者では，特に初期対応が成人と異なることがあります．消化器内科では普段そこまで関わりのない小児科や小児外科，そして内分泌・脳神経領域などともコミュニケーションをとりながらみていくとよいのではないでしょうか．

ポイント！
IBSの診断基準は成人と小児でほとんど変わらないが，診察環境・鑑別疾患は異なってくる．小児特有の小児外科的疾患，内分泌疾患も考慮．

IBS 診断・治療ストラテジー

16. 基軸となる薬剤の選定

研修医　すでにほかの病院で腹痛や下痢に対して色々な薬が入っている人を
　　　　みたときに，どれを軸に調整していけばいいか悩みます．

田中　　よい質問だね．機能性消化管疾患は客観的指標が少ないわりに色々
　　　　な薬剤があるから，処方も色々な組み合わせが出てくるんだよね．

研修医　そうなんです，単独の薬の説明をみる機会はあっても，組み立てま
　　　　で教わることってほとんどないんですよね．

田中　　まず「腹痛」と「便性状」で分けて考えてみるとわかりやすいよ．

　わが国の保険診療に沿った IBS の治療薬選択について，日本消化器病
学会が編集した『機能性消化管疾患診療ガイドライン 2020 過敏性腸症候
群（IBS）』によると，以下のように 3 段階で書かれています[1]．

①消化管主体：消化管粘膜・機能調整薬

②中枢機能も含めた治療：抗うつ薬，簡易精神療法など

③薬物療法無効時の心理的治療：弛緩法，認知行動療法，および薬物療
　　法など

　IBS と脳腸相関について思い出していただくと，②③の方針についてご
理解いただけるかと思います．ここではまず，一般内科や消化器内科で患
者を診察したときを想定して，消化管主体の処方の考え方をお話ししてい
きます．

● 症状を因数分解

　まず IBS の症状について，腹痛と便の程度がどうか，それぞれ考えま
す．また IBS の症状が出るのを試験や会議など「このときだけは避けた

い！」などの訴えがあった場合は，頓服も含めた対応が必要です．

　　・腹痛

　　・便性状変化（軟・水様便もしくは硬便）

　　・症状出現のタイミング（試験や会議など重要な場面）

　上記のどこをまず一番に調整したいか，それにあわせて薬剤選択を考え
ていくとよいと思います．そして経過をみていく中で，たとえば「腹痛は
改善したんだけど，水様便をもう少し普通便にできたら」などあれば，
「では便性状を調整する薬剤を…」など，次なる調整をしていくとよいで
しょう．

● まずは軸となる薬の選別

　近年，下痢型 IBS，便秘型 IBS に適応がある薬剤が国内でも相次いで登
場しました（図1）[2]．IBS の腹痛や排便回数変化に関する報告が世界的に
も蓄積されてきています．特に，IBS のサブタイプ別に，以下の薬剤につ
いてエビデンスレベルが高い報告がなされています．

　下痢型 IBS——ラモセトロン，便秘型 IBS——リナクロチド，ルビプロ
ストン．以下，これらの薬剤を詳しくみていきましょう．

1) ラモセトロン（商品名イリボー）

　セロトニン 5-HT$_3$ 受容体の拮抗薬です．主に消化管筋層の神経叢上に
ある 5-HT$_3$ 受容体に拮抗して，脳から腸に伝達される信号の調整，なら
びに消化管粘膜に存在する EC 細胞から放出されるセロトニンの消化管神
経叢への作用を調整します．下痢型 IBS に適応があり，腹痛および便の
水分調整を行うことで水様便を改善します．

2) リナクロチド（商品名リンゼス）

　消化管粘膜上皮細胞にあるグアニル酸シクラーゼの受容体を刺激しま
す．それにより細胞内の cGMP の濃度を上昇させ，さらにプロテインキ
ナーゼ GII 活性化を介して嚢胞性線維症膜貫通調節因子（CFTR）より Cl$^-$
と HCO$_3$$^-$ を放出します．これらの反応により消化管管腔内の水分分泌を
促進し，硬便を改善します．また cGMP は消化管神経叢にも働き，上行
性の神経刺激を和らげ腹痛を改善するとされます．最初便秘型 IBS が適

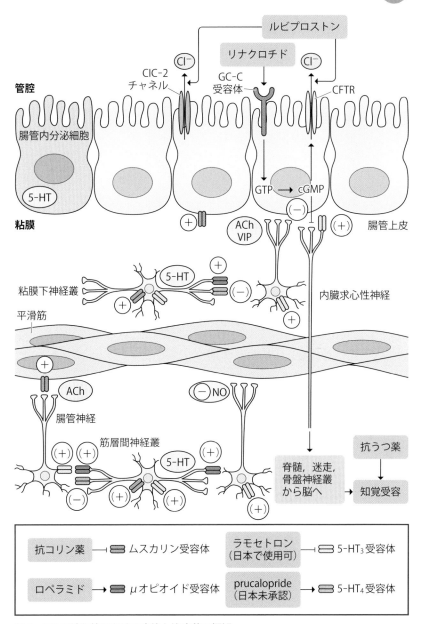

図1 IBSの消化管における病態と治療薬の概観

[Enck P et al.: *Nat Rev Dis Primers* 2016; 2: 16014 より許諾を得て転載]

応とされ，下痢型と異なり特に腹痛コントロールに対する手段が少ない便秘型 IBS にとって朗報でした．現在では慢性便秘症に適応が広がっています．

3) ルビプロストン（商品名アミティーザ）

小腸粘膜上皮の塩素イオンチャネル（ClC-2）に結合することで管腔内に Cl^- が出され，ともに水分が移動することで便の軟度を上げて硬便を改善します．慢性便秘症への適応となっています．妊婦には使用不可です．

● 薬剤間の比較

便秘型 IBS について，国内でもすでに承認・発売されているリナクロチド，ルビプロストンに関して[3]，また下痢型 IBS についてラモセトロン[4]のメタアナリシスが報告されました．

これらの論文が画期的である点について，「ネットワーク・メタアナリシス」という手法を用いたこともあげられます．従来のメタアナリシスでは，「A 対 B」という形式のため，対照薬が異なると比較ができず，また複数の薬剤どうしで比べられないなどの問題点がありました．そこで各試験の間に重みづけを行うなど，試験間を「A-B-C-A-…」といったネットワークで互いに比較できる手法が編み出され，解析に用いられています．これまでは対象疾患の類似した薬剤が連続して発売され，道具が増えたのは嬉しいことではあるものの，薬剤の使い分けに悩んだ経験がある方が多いのではないでしょうか．これらの論文はおのおのの薬剤の特徴をつかむためにも参考になると考えます．

1) 便秘型 IBS[3]

客観性の保たれたデザインである臨床研究を抽出し，最終的にはわが国で販売されているルビプロストン（商品名アミティーザ），リナクロチド（商品名リンゼス），そして国内未発売の plecanatide と tenapanor の反応について比較しています（図2）．中でも，IBS の腹痛と排便回数の低下にリナクロチド 290 µg（RR 0.81；95%CI 0.76-0.86）が最も寄与したとの結果でした．さらに詳細な症状ごとの評価は以下のとおりです．

腹痛改善：リナクロチド（290 µg）＞リナクロチド（500 µg）＞ルビプロ

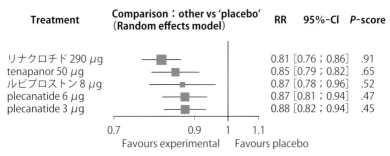

Treatment	Comparison：other vs 'placebo' (Random effects model)	RR	95%-CI	*P*-score
リナクロチド 290 μg		0.81	[0.76；0.86]	.91
tenapanor 50 μg		0.85	[0.79；0.82]	.65
ルビプロストン 8 μg		0.87	[0.78；0.96]	.52
plecanatide 6 μg		0.87	[0.81；0.94]	.47
plecanatide 3 μg		0.88	[0.82；0.94]	.45

0.7　　　　　0.9　　1　1.1
Favours experimental　　　Favours placebo

図2　各治療薬における便秘型 IBS の症状改善度

FDA 定昇のエンドポイント（腹痛レベル，排便回数改善）についてすべての薬剤が
優位にプラセボより効果あり．リナクロチド 290 μg が最も効果あり．
[Black CJ et al.: *Gastroenterology* 2018; 155（6）: 1753-1763 より引用]

ストン（8 μg）＞リナクロチド（250 μg）．

　排便改善*：リナクロチド（290 μg）＞リナクロチド（500 μg）＞リナク
ロチド（250 μg）．

　　*便意が排便につながること「complete spontaneous bowel movement（CSBM）」
　　を指す．

　副作用評価ですが，リナクロチド 500 μg は下痢を生じやすく，ルビプ
ロストン 8 μg は研究からの脱落率が少なかったものの他剤と比べて嘔気
を生じやすいとの結果でした．ルビプロストンは，FDA の承認を受けた
のが 2008 年とリナクロチドに比べて早い時期でした．2012 年に FDA が
IBS の臨床研究のルールを定めたため，ルビプロストンの臨床研究にはこ
のルール制定以前のものが多く含まれています．この FDA のルールは，
1）12 週以上の薬剤投与期間について効果評価を行う，2）効果は排便異常
と腹痛を主要評価項目 primary endpoint として，便秘型 IBS は CSBM/週，
下痢型 IBS は便性状について計測することが提唱されています．そのた
め，このメタアナリシスに用いられた論文には研究デザインが上記条件を
みたしていないものなどがあり，結果解釈について今後さらなるデータの
蓄積が期待されます．

　論文中に出てきたリナクロチドの用量に関して，わが国では見慣れない
「290 μg」が登場しています．日本での推奨用量は 500 μg です（250 μg/錠）．

これは日本人を対象とした研究[5]をもとに設定されました．前述のネットワーク・メタアナリシス論文でも報告されていたように，リナクロチドは腹痛ならびに排便頻度の調整にも改善がみられる一方，時に便が普通便を超えてやわらかくなることもあります．消化管粘膜上皮の水分調整作用もあるため，このような反応が生じると考えられています．その場合，500 µg のみならず，半量の 250 µg，もしくは 1 日おきの服用などに調整することもあります．

2) 下痢型 IBS[4]

わが国で発売中の薬剤はラモセトロンのみがエントリーしていました．IBS の症状改善度は，alosetron（日本未発売）に次いでラモセトロン 2.5 µg，5.0 µg の順でした．ラモセトロンはわが国で発売されてもう 10 年近くになります．当初 5.0 µg のみでしたが，女性を対象とした用量として 2.5 µg が登場しています．

日本人を対象に行われた性別による検討[6][7]により，女性 2.5 µg，男性 5.0 µg と日本国内での用量が設定されています．とはいえ，時に日常臨床では，男性下痢型 IBS でラモセトロン 5 µg 内服により腹痛や排便頻度は改善したが，便性状が普通便を通り越してコロコロ便になってしまった…でも便性状の問題はあれど腹痛は軽減している．「こういうときラモセトロンを中止したほうがいいのか，減量したほうがいいのか」という相談を受けることがあります．IBS の腹痛に対する薬剤選択肢はまだまだ多いとは言いがたく，患者と十分な話をした上で，まずは 2.5 µg への減量で反応をみるのもありだと考えます（女性の場合は 1 日おきなど）．また，高分子重合体であるポリカルボフィルカルシウム（ポリフル，コロネルなど）などを加えて便性状を調整していくこともあります．

ちなみに，ラモセトロンが拮抗作用を有する 5-HT$_3$ 受容体について，人種によって遺伝子多型の比率が異なることがあります．たとえば，欧米では変異がほとんどないのに対し，わが国を含めたアジアでは数割程度の変異がみられることなどです．よって，前述のラモセトロンについて，推奨用量を使用するのが望ましくはありますが，個々人での処方用量の差にこのような遺伝的背景が関連しているかもしれません．

　ここでは，便秘型・下痢型 IBS の新規薬剤の特徴をみてきました．近年相次いで出された日本のガイドラインはこれらの情報より若干早い時期に出版されているため，どの段階で前述の薬剤を使えばいいのかなど混乱も見受けられます．欧米の情報やエビデンスレベルを考慮すると，まず最初にトライしていってよいと考えられます．一方，これら薬剤の反応性については，患者によって個人差が出やすい印象があります．次章でお話しするような薬剤との合わせ技が，さらに症状改善に役立つこともあります．

ポイント！
　下痢型・便秘型 IBS について，エビデンスレベルが高いこれら薬剤を軸に戦略を立てていくのも一手．ただ個々人で反応差もあり適宜調整を．

文献

1) 日本消化器病学会（編）：機能性消化管疾患診療ガイドライン 2020 過敏性腸症候群（IBS），改訂第 2 版，南江堂，2020

2) Enck P et al.: Irritable bowel syndrome. *Nat Rev Dis Primers* 2016; 2: 16014

3) Black CJ et al.: Efficacy of secretagogues in patients with irritable bowel syndrome with constipation: Systematic review and network meta-analysis. *Gastroenterology* 2018; 155 (6): 1753-1763

4) Black CJ et al.: Efficacy of pharmacological therapies in patients with IBS with diarrhoea or mixed stool pattern: systematic review and network meta-analysis. *Gut* 2020; 69 (1): 74-82

5) Fukudo S et al.: Dose-finding study of linaclotide in Japanese patients with chronic constipation: A phase II randomized, double-blind, and placebo-controlled study. *Neurogastroenterol Motil* 2018; 30 (12): e13442

6) Fukudo S et al.: Ramosetron reduces symptoms of irritable bowel syndrome with diarrhea and improves quality of life in women. *Gastroenterology* 2016; 150 (2): 358-366

7) Fukudo S et al.: Optimal dose of ramosetron in female patients with irritable bowel syndrome with diarrhea: A randomized, placebo-controlled phase II study. *Neurogastroenterol Motil* 2017; 29 (6): e13023

IBS 診断・治療ストラテジー

17. もう少し薬剤を調整したい…

研修医 IBSのサブタイプ別に軸となる薬剤を設定することはわかりました. でもあとちょっと腹痛をよくしたいとか, 最初の症状がそれだけでは抑えきれないときはどうしたらいいんでしょうか.

田中 臨床ではよくあるよね. 症状が頻回だったり. 特に試験とか大事なイベントで症状をなんとか調整する…とか. あとラモセトロンでは逆に硬便が目立つようになって, これまた排便時に苦しいとか.

研修医 あとプロバイオティクスは気軽に出せるイメージもありますが….

田中 どの症状をどうコントロールしたいか, そこにはどんな病態メカニズムが隠れていそうか考えながら調整できるといいよね.

研修医 そうなんです. ロールプレイングゲームのときに「どの敵に対してどんな道具がいいのか」みたいにです.

田中 そうそう. ゲームでやみくもに使っても効果が乏しいターンができてしまう…みたいにね.

● さあ次はどうするか

　前章の薬剤だけではもう少し微調整を必要とする場合や, 症状の改善にあと一歩という場合があります. 『機能性消化管疾患診療ガイドライン2020 過敏性腸症候群 (IBS)』治療フローチャート (図 1)[1] 第 1 段階をご覧ください.

　この図では, 前章でお話しした下痢型 IBS での 5-HT$_3$ 拮抗薬, 便秘型 IBS における粘膜上皮機能変容薬に加えて, 消化管機能調整薬, プロバイオティクス, 高分子重合体, 抗コリン薬があげられています. 日常臨床で

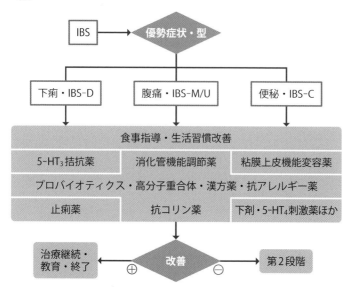

図1　IBS の治療ガイドライン：第1段階

［日本消化器病学会（編）：機能性消化管疾患診療ガイドライン 2020 過敏性腸症候群（IBS），改訂第 2 版，p.xx，南江堂より許諾を得て転載］

とても身近な薬剤だと思いますが，既報の研究ではいわゆる「質の高いエビデンス（エビデンスレベル A）」に該当するものがありません．とはいえ，時に効果を発揮してくれることもあります．おのおのの特徴をみていきましょう．

● 基本的には抗コリン薬に頼りすぎない，でも時に有用なことも

「腹痛」が強い場合，多くの場合消化管運動が亢進しています．ギュルギュルと唸りをあげて蠕動を生じている腸をなだめてあげるイメージです．

消化器臨床の場では「こういうときは抗コリン薬だろ！」とブチルスコポラミン臭化物（ブスコパンなど）などを投与する場合があるかと思います．抗コリン薬一般については，緑内障，前立腺肥大，心疾患への影響のほか，近年では長期間の内服により認知症リスクが高まる可能性も指摘されています．抗コリン薬と IBS について，症状抑制効果の報告がある反

面，中枢神経系をはじめとした副作用の報告もあります．IBS（多くは下痢型）の腹痛を止める目的で抗コリン薬を長期使用したことで硬便が目立つようになり，そこに今度は刺激性下剤が投与され，患者は月に数回激しい下痢で悩んでいる…なんてこともあります．ブチルスコポラミン臭化物は，たとえば試験や会議など，「お願いだからこの場面で腹痛来ないで！」という際の頓服薬といった使用法や，症状がとても強いときの基軸となる内服薬調整の間に補助的に使うなど，一時的使用が望ましいと考えます．その際には，患者に「一時的にはよいけれども，長期間の使用はできるだけ避けたい」旨を伝え理解を得ておくと，その後の薬剤移行もスムーズに進められることが多いです．

　ブチルスコポラミン臭化物のほか，抗コリン薬としてメペンゾラート臭化物（商品名トランコロン）やチキジウム臭化物（商品名チアトン）も使われることがあります．前述の副作用や長期連用の問題は変わらないとされます．

● 高分子重合体はおむつの吸水ポリマーをイメージして使う

　高分子重合体は，字面だけみるとものものしい感じがしますが，「おむつの吸水ポリマー」とほぼ同等の成分です．おむつのTVコマーシャルで大量の「青い水」を吸収している，あれです．高分子重合体（商品名コロネル，ポリフル）は便に混ざることで，便の水分調節，輸送に役立つとされます．またこの薬は，基本的に下痢型や便秘型などのIBSサブタイプによらず使用が可能です．たとえば水様便の場合，便の水分を吸収し，コロコロ便の場合は便に水分を保持してくれ，いずれにせよバナナ状便に近づけてくれると考えられています．また水分を含んだポリマーはつるっと弾力があり，便の輸送抵抗を下げる可能性も考えられます．一方，大腸内に便が貯留している場合は，さらに便のボリュームを増やしてしまう場合があるので，排便回数が少ない場合などは腹部エックス線画像などを確認してからの投与がよいでしょう．個人的に，高分子重合体は水分だけではなく，消化管管腔中の微小炎症や刺激に関連しそうな物質も吸収していたりして…などと妄想したりしなかったり….

● 消化管運動改善薬

　トリメブチン（商品名セレキノン）については，便性状や排便回数，腹痛症状の改善など，小規模研究の報告が散見されます．主に消化管平滑筋のオピオイドμ受容体に作用して，細胞の興奮性を調整，また副交感・交感神経調整を行うとされます．一方，この薬剤のみでは IBS 症状全体の改善が難しいケースもあり，機能性消化管疾患診断ガイドラインにも「効果が穏やかであるため，ほかにより適した薬剤がある可能性がある」と書いてあります．そのため，軽症～中等症の患者の維持処方などに用いる場合があります．

　ちなみに，消化管筋層間神経叢の $5\text{-}HT_4$ 受容体を刺激するモサプリドは本書の出版時点で IBS への保険適用はなく，経口腸管洗浄薬によるバリウム注腸エックス線造影検査前処置の補助，もしくは慢性胃炎への適応となっています．

● プロバイオティクス

　プロバイオティクスやプレバイオティクスについて，IBS に対する報告が多数なされています．これらは大きな副作用がないとされている反面，単独で IBS 改善に至るには難しい場合もあります．というのも，IBS の病態に腸内細菌がどこまで影響しているのかが不明で，また個人間や人種間の差も影響しているためと考えられます．これらの製剤で症状が改善されるケースもありますが，もし改善がみられなければ，消化管運動や知覚調整の薬剤使用も考えたほうがよいでしょう．

● 漢方薬

　日本消化器病学会の『機能性消化管疾患診療ガイドライン 2020 過敏性腸症候群（IBS）』には，下痢と便秘を交互に生じる混合型 IBS には桂枝加芍薬湯の使用が推奨されています．桂枝加芍薬湯は体を温め，また芍薬が腹痛を和らげるとされます．芍薬甘草湯を腹痛・下痢で用いる方がいるかもしれませんが，ツムラの場合，こちらは甘草が 1 日量 7.5 g 中 6.0 g 入っ

ています．一方，桂枝加芍薬湯に含まれる甘草は1日量7.5g中2.0gです．甘草が2.5g/日以上入っていると偽性アルドステロン症のリスクが上がるといわれており，甘草とリスクの関係について，漢方を処方する場合は知っておく必要があります．よって，定期処方に用いる場合は桂枝加芍薬湯が望ましいとされます．また臨床上の印象ですが，3包をいきなり処方すると，腸管運動が変化する影響からか，硬便が目立ったり，腹部膨満感を訴える患者さんが時々います．最初は1〜2包程度から使用を開始していく場合もあります．

1) 便秘型 IBS

大建中湯が時々使用されています．消化管イレウスの予防を目的として，消化管運動を高める目的で使用されることがある漢方薬です．こちらは桂枝や芍薬は入っておらず，人参，山椒，乾姜からなります．山椒と乾姜で冷えを取り，人参で体力を回復させるという作用で消化管運動亢進と腹痛緩和作用があるとされます．大建中湯は前述のガイドラインでも推奨されていますが，消化管運動が亢進しギュルギュルとした痛みがある場合は，改善が乏しいことがあります．これは便秘型 IBS では必ずしも消化管運動が低下しているわけではないことが背景にあると考えます．また大黄が入った製剤が使われる場合もありますが，大黄は消化管刺激作用を持つアントラキノン誘導体のセンノサイドなどとほぼ同等の成分です．長期連用により大腸メラノーシスを生じたり，耐性が現れることがあります．確かにその時点では反応があるので，「効きが悪くなってきたから増やしてほしい」などと患者から言われ，増量していってしまう…．使っても，刺激性下剤と同様に一時的にとどめたいところです．

2) 下痢型 IBS

半夏瀉心湯や六君子湯が用いられることがあります．これらの使い分けですが，ざっくりと以下のように考えるとわかりやすいかと思います．

・それなりに体力がありそうで，がっしりした人．かつ腹部診察で心窩部や肋骨弓下を押した際に圧痛や「うっ，とくる感じ」がある場合→半夏瀉心湯．

・やや虚弱な印象．冷えが目立つ．臍上の腹部動脈をがっつりと触れた

り，水っぽい「チャポチャポ」した音が腹部に聞こえる場合→六君子
湯．

半夏瀉心湯の「瀉心」には「みぞおちのつかえをとる」という意味があり
ます．六君子湯は機能性ディスペプシアを対象にした研究で，胃壁伸展時
の疼痛閾値を下げてくれたとの報告もあり，下部消化管でも消化管壁の知
覚に影響している可能性が考えられます．また IBS では「冷え」が強い人
が時々います．西洋薬ではなかなか難しいのに対し，「体を温める」作用
もある六君子湯は一手かもしれません．

● サブタイプ別の便性状調整

1) 下痢型 IBS

水様下痢が激しい場合，一時的に止痢作用が強いロペラミド（ロペミン
など）が用いられることがあります．しかし IBS の病態の軸は消化管運動
と知覚の亢進であり，止痢薬だけでは IBS の病態改善を目指すことは難
しいとされます．治療導入の際などに，どうしても頻回の水様下痢が目立
つ場合に限定的に用いるのがよいと考えられています．ちなみに病原性大
腸菌などによる感染性腸炎を必ず除外してください．

2) 便秘型 IBS

酸化マグネシウムやポリエチレングリコール製剤（PEG，商品名モビ
コール）を一緒に処方することもあります．前者は長らくわが国の便秘治
療で用いられてきたので，慣れている先生が多いのではないでしょうか．
PEG は日本で 2018 年に発売されたばかりですが，欧米では長らく便秘の
第 1 選択薬であり，わが国では大腸内視鏡検査の前処置（2 L の水薬）と
してなじみ深いものでもあります．これらは基本的に便に水分を含ませ，
やわらかくする作用があります．また消化管運動を基本的に刺激しないた
め，便秘型 IBS でも用いやすい薬です．これら 2 剤について，酸化マグ
ネシウムは高齢者や腎障害のある患者への投与で高マグネシウム血症のリ
スクが指摘されています．その他，抗菌薬（ニューキノロン系，テトラサ
イクリン系）や骨粗鬆症などで用いられるビスホスホネート，活性型ビタ
ミン D_3 製剤などとは併用注意となっています．一方 PEG には基本的に併

用注意はなく，2歳から使用できます．粉製剤を水に溶く手間や，場所をとるなどの問題点がある程度です．溶解水は基本的に体内に吸収されず，むしろ高浸透圧で消化管内に水を引き込む作用があるため，飲水制限がある心・腎疾患などにも使用できるとされています．

● 精神科系薬剤について

　IBSのガイドラインでは，前章の消化管を軸とした内服で改善しない場合は，精神科系薬剤の使用を勧めています．心理的要因などが強いと，消化器系疾患薬だけでは症状が改善しないことがあります．これまでは内科でもベンゾジアゼピンなどの処方をすることが多かったかと思いますが，近年依存性の問題などが出てきており，処方がしにくくなっています．そのため，精神科系疾患に慣れない医師が状況が改善せぬまま引っ張り続けるよりも，精神科・心療内科の専門の医師と連携しながら治療にあたるほうが患者にとっても望ましいと考えます．精神科領域についても，近年うつや不安，睡眠，さらに統合失調症領域などで新薬が出てきています．本書は消化器内科をはじめ一般内科医向けに書いているため，ここでは精神科系の薬剤の詳細の説明はあえて行いません．興味がある先生方はそれらの専門書をご参考にいただけましたら幸いです．

ポイント！

　便性状，腹痛，頓服向けなど薬によって強みが異なる．考えて組み合わせていくと，より相乗効果が期待できることも．昔からある薬でも，長期使用など使い方にはご注意を．

文献
1）日本消化器病学会（編）：機能性消化管疾患診療ガイドライン2020 過敏性腸症候群（IBS），改訂第2版，南江堂，2020

18. 便秘と便秘型 IBS に混乱. 見分けるポイントは?

研修医　便秘の患者さんに刺激性下剤を出したら「おなかが痛くなりすぎて継続できなかった」と言われてしまいました.

田中　よかれと思って出した処方で苦しい思いをさせてしまったときは凹むよね.

研修医　入院患者の頓服などでも出しますし, とても一般的な薬と思っていたのですが.

田中　もしかして, 便秘型 IBS だったのかなあ.

研修医　一般的な便秘と便秘型 IBS では処方が変わるんですか?

田中　便秘型 IBS でも, IBS の症状出現時は運動や知覚が亢進することがあるんだよ. だから, 刺激性下剤でよりつらい腹痛が出てしまう場合もあるんだよね.

　「便秘」は一般の方にもよく知られた用語です. 一方, 「コロコロ便がずっと出ます」, 「1 週間に 1 回しか排便がありません」, 「かたい便が出るときは腹痛があるので, 腸に便が詰まって便秘しているかと」など, 患者さんによって強調されるポイントが異なる場合があります. そのため, 患者側と医療者側が「便秘」の中でもどの症状に困っているのか, すれ違いを起こしてしまうこともあります.

　ちなみに, 非医療者が「便秘」という言葉を思い浮かべるのは排便時のいきみを感じるときが最も多く, 次いで硬便, 便意があるのに排便できない, 排便回数が少ない, 腹部不快感, 残便感, トイレの滞在時間が長い, などの順であるとの報告があります[1]. よって, 問診の際に, 「便秘」の中でもこれらどの状態に困っているのかを具体的に聞くことで, 問題を最初

に共有することが大事だと考えます.

●「便秘」の治療がうまくいかない：機能性便秘と便秘型 IBS

「最近, 便秘薬の種類が増えたけど, うまく使い分けられない.」

「刺激性下剤の定期処方で排便はあるようだけど, 効かなくなってきたようで, 増量していいのかな.」

「漢方薬を出したら, むしろ腹痛が強くなったと自己中断されてしまった.」

このような話を耳にすることがあります. 慢性便秘症の新規薬剤が増えましたが, 一方で使い分けに関する情報が少なく, 臨床現場での困惑を感じます.「便秘」といっても, 消化管運動, 知覚, 水分調整など多様な病態生理があいまって, 症状を織りなしています. ちなみに, Rome 委員会は「便秘型 IBS」と「機能性便秘」の診断基準を別々に設けています. わが国の『慢性便秘症診療ガイドライン 2017』では, Rome IV の腸障害スペクトラムより, これらを同じ「慢性便秘症」として取り扱えると考えられ, ともに記載されています. ここでは, 病態の説明のため「便秘型 IBS」と「機能性便秘」という Rome 基準に沿って話を進めていこうと思います.

さて, Rome 委員会の機能性便秘の診断基準をお示しします (表 1)[2]. 第 1 章で示した IBS の診断基準 (p.2 参照) と便秘型 IBS の診断基準とを見比べて, どのあたりが異なっているでしょうか.

「(トイレに駆け込みたいほどの) 腹痛の有無」, そして「腹痛時に便性状が変化する」が IBS 診断基準ではみられるのに対して, 機能性便秘のほう

表 1　機能性便秘の診断基準 (Rome IV)

	少なくとも診断の 6 ヵ月以上前に症状が出現, 最近 3 ヵ月間は基準をみたす
定義	1. 以下の症状の 2 つ以上がある 　a. 排便の 25％にいきみがある 　b. 排便の 25％に兎糞状便または硬便がある 　c. 排便の 25％に残便感がある 　d. 排便の 25％に直腸肛門の閉塞感あるいは詰まった感じがある 　e. 排便の 25％に用手的に排便促進の対応をしている 　f. 排便回数が週に 3 回未満 2. 下剤を使わないときに軟便になることはまれ 3. 過敏性腸症候群 (IBS) の基準をみたさない

にはありません．IBSでは，通常の排便時は普通便が出ることが一般的です．便秘型IBSの患者は「強い腹痛でトイレに駆け込んだものの，かたい便が少し出るだけでつらい．便を出したい！　って便意はあるんだけども…」というお話をされることがあります．他方，機能性便秘の患者は，「腹痛はなく，だいたいはかたいコロコロ便．こないだは週に1回くらいしか出なかった．便が出そうだなって感じは2回くらいあったんだけど…．おなかは本当に静か」なんておっしゃることも．

　よって，便秘型IBSと機能性便秘を見分けるには，①突然の強い腹痛が出ることがあるか，②バナナ状便が出ることはあるか，いつもコロコロ便かを聞いてみるとよいでしょう．単に「1週間あたりの排便回数」，「便のかたさ」だけだと，便秘型IBSについての情報を聞き逃してしまうことがあります．便秘型IBSの患者は（いわゆる）便秘症だと思っていることもあるため，患者の症状のとらえ方に引きずられないことが大切です．

● 歯磨き粉チューブに例えるなら

　「なんで，消化管運動が亢進するのに便がかたくなるの？」と思われた方，鋭い．大腸内視鏡を行う先生方は，内視鏡中にぎゅーっと収縮が生じ，スコープが肛門側に押し出され，挿入しようとすると抵抗を感じたご経験があるかと思います．IBSの症状時には，このような大腸運動が生じていることが大腸内圧の研究などからも想像されます．そのようなぎゅーっと収縮した内視鏡を観察していると（患者さんに苦痛があるときは控えましょう），残渣などの水溶物が肛門側に押し出されるだけでなく，口側に内容物を引き込む運動がみられることがあります．図1のように歯磨き粉チューブに例えると，通常の排便時，もしくは下痢型IBSの場合，チューブのおしりからキャップ側にぎゅーっと推進力が働くと考えられます（図1①）．一方便秘型IBSの場合，チューブの中ほどで強収縮が非連続的に起こり（もしくはお尻側の収縮後拡張が早い），キャップ側へうまく推進されずにモニョモニョされます．そしてその間に水分吸収などもあいまってよりかたくなる…（図1②），そのように考えるとわかりやすいかもしれません．

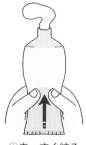
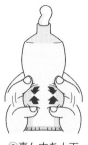

①まっすぐ絞る

②真ん中を上下
　に押す. こね
　ている状態

図1　大腸運動亢進の軟便・硬便のイメージ

　IBS の各サブタイプ（下痢型，便秘型，混合型）への進展ならびに症状出現時の消化管運動については，研究の難しさもあり論文報告は多くありません．しかし諸々の基礎研究や患者の訴え，内視鏡観察などをパズルのピースのようにあわせながら大腸で起こっていることを想像していくと，症状の背景病態ならびに薬剤選択にも役立つと思います．

● 便秘型 IBS に腸管運動を促進する薬剤は悪影響なことも

　便秘型 IBS は一見，「便がかたくて出にくい→腸管運動低下」と思われがちです．しかし下痢型や混合型 IBS と同様に，ストレス関連ホルモンや交感神経活動などが刺激となり，内臓知覚や大腸運動が亢進するとされます．そのため，消化管の運動を促進する薬剤を使いすぎると，さらに腹痛が出やすくなったり，痛みが増してつらくなることがあります．たとえば，大腸術後やイレウス後に処方されることが多い大建中湯や大黄が入った製剤，また刺激性下剤で症状が悪化することがあります．「市販の便秘薬を飲んだら気持ちが悪くなって，おなかもギュルギュルで大変だった」なんてこともあります．問診の際に，これまで便秘関連の市販薬や処方薬で症状が悪化した経験がないかを聞くことも有用でしょう．

　以上より，便秘型 IBS と機能性便秘を見極めることは，治療薬を選択する上でとても重要です．場合によっては，特に刺激性下剤は IBS を悪化させてしまうこともあり，注意が必要です．もちろん，最初はそれらの差が

わかりにくいこともあります．その場合は，両者を念頭に置き，どちらにも悪影響を及ぼさない薬の選択から治療に入っていくとよいと思います．

ポイント！

　便秘型 IBS と機能性便秘の違いは「突然の腹痛があるか，そのときだけ便がコロコロになるか」．便秘型 IBS に便秘薬を処方するときは，消化管運動を刺激しないものを考慮する．

文献

1) Sandler RS, Drossman DA: Bowel habits in young adults not seeking health care. *Dig Dis Sci* 1987; 32（8）: 841-845
2) Lacy BE et al.: Bowel disorders. *Gastroenterology* 2016; 150: 1393-1407

コラム　腹部膨満感について

　特に便秘型 IBS の中に，腹部膨満感を訴える患者がいます．文字どおり「おなかが張った感じ」として腸管ガス貯留を疑うことも多々あります．しかし，腹部エックス線写真では「そこまで腸管ガスがたまっていないなあ」ということもあります．このような場合，どう考え，そして対処していったらよいのでしょうか．

1) 呑気症など，空気をのんでいる場合

　「夕方になって張った感じがしてくる」，「朝と夕ではベルトの穴の場所がずれる」などという場合，呑気症も鑑別に上がります．特に日中（起きている間），無意識に空気を嚥下してしまい，腸管内に空気が貯留します．もし可能であれば，異なる時間での腹部エックス線撮影が一手です．呑気症なら，空気を嚥下しないよう意識するようにします．また心因性の要因がからんでいることも多く，それらの治療を行うこともあります．

　管楽器奏者で空気嚥下が亢進していることがありました．当初，腹部エックス線撮影で大腸の攣縮様所見（ジャバラサイン）がみられ，同時に大きめの胃泡や腸のガス貯留も認め，下痢と硬便を繰り返す混合型 IBS として治療を開始しました．腹痛症状と画像での攣縮様所見は改善したものの，ガスは相変わらずでした．そこで，楽器練習がない日に腹部エックス線を撮るとガスは著明に減少しており，管楽器演奏で息を吸うときに消化管内に入っているものと考えられました．その後，指導者とも相談して吹き方を改善し，症状は徐々に改善しました．このように，思わぬ習慣が関連していることもあります．

2) 消化管内環境によるガス産生

　消化管細菌叢などのバランスにより，腸内細菌がガスを産生することもあります．わが国では肝不全などによる高アンモニア血症治療薬として販売されているリファキシミンという抗菌薬を IBS に用いたところ，IBS 症状ならびに腹部膨満感が改善したケースも報告されています[1) 2)]．しかしこの薬剤，わが国では IBS の治療薬としての使用が認められていません．その他，特に膨満感を訴える場合にジメチコン（商品名ガスコン）が使用されているとの話を聞くこともありますが，この薬剤自体は腸管ガスを著明に吸収するわけではありません．IBS の腹部膨満感は必ずしも「ガスがパンパン」ではないため，IBS の病態にどのように効果があるのかは意見

が分かれるところのようです.

3) 消化管収縮と「膨満感」

　大学で,バロスタットという機械を用いて直腸に一定圧の空気を入れ内臓知覚を与えるという研究をしていたときの話です.「ガスが出そう」,「張る感じがする」という感覚のときに,消化管が収縮している波形が出ていることが何回かありました.普段の臨床で,大腸内視鏡検査の際に「遠慮なくガス出してくださいねー」と声がけすることがあると思います.特に内視鏡で盲腸まで行った後の帰り道,下行結腸を過ぎてきた頃から蠕動や収縮が目立つことがあると思いますが,収縮にあわせて「ガス出そうな感じしますか？」,「張る感じしますか？」と聞くと,そうだという返事をいただくことが多々あります.日常臨床での話なのでバイアスがかかっているかもしれませんが,確かに,大腸の壁にかかる圧受容体は,圧のベクトルが外向きか内向きかを区別できない可能性もあります.もし腹部エックス線写真で腸管ガスを認めず,IBS 症状がある場合は,消化管の運動や収縮などで「膨満感」という感覚が生じている可能性も考慮するとよいかもしれません.

参考症例集

　ここまで IBS の診断や治療について説明してきました．とはいえ，日常臨床の場では，教科書のように進まない症例は珍しくありません．また特に機能性便秘と便秘型 IBS，さらに混合型 IBS は，診断や治療が一筋縄ではいかないことがあります．ここではいくつか症例を提示していきます．

● 参考症例 1

　30 歳代後半，男性．

　主訴：下血，腹痛，下痢．

　既往歴・アレルギー歴：特になし．感染性腸炎歴なし．

　BMI 軽度やせ．食事は朝食を食べると症状が出ることが多く抜いている．

　小学生頃より，時々腹痛と下痢を生じることが多く「おなかが弱い体質」だと思っていた．ここ 2 週間ほど飲み会が続き，腹痛，下痢症状を週に 3〜4 回繰り返していたところ，排便後トイレットペーパーに鮮血が付着した．痔があって肛門部が痛い．3 日ほど同様の症状が続いていた．なお，調子が悪いと上腹部でチャポチャポ音がすることもある．外で作業することも多く，冷え性．

　腹痛回数：週に 1〜3 回．日に多いと 3 回のことも．飲み会翌日は症状が出やすい．

　腹痛レベル：4/10（0 最小，10 最大）．

　腹痛時便性状（ブリストルスケール，BS）：BS2．

　通常排便時の便性状：BS3〜4．

　血液所見：血算，一般生化学異常なし．甲状腺機能異常なし．

　腹部エックス線（消化管，臥位，図 1）：上行結腸，下行結腸を中心にガス像の散在を認めるが，結腸幅は拡張していない．下行結腸に軽度便を認めるがやや軟程度か．S 状結腸は一部攣縮様にみえる部分あり．

　大腸内視鏡検査（鎮静，鎮痙薬使用）：内痔核あり．ポリープや炎症と

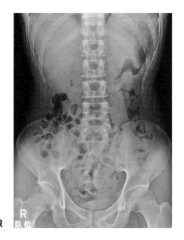

図 1　腹部エックス線像

考えられる所見はみられない．下行結腸から S 状結腸にかけて spasm が目立つ．

　診断：下痢型 IBS，痔核出血．

　治療：まずは可能な範囲で飲酒や油っぽい食事を控えてもらった．そして，ラモセトロン 5 μg，六君子湯 3 包，ポリカルボフィルカルシウム 1.5 g を処方した．痔については大腸菌死菌・ヒドロコルチゾン軟膏を処方．1 ヵ月後の受診で，腹痛は週に 1 回程度に減少，その際の便性状は BS3 程度と症状改善を認めた．

　解説：本症例は，心理的要因が目立たず通常の社会生活が送れているものの，消化器症状としての訴えが強いという消化器内科に来院する IBS ではとても典型的なパターンです．心理的な要因がそこまで強くない場合，まずは消化管機能改善薬を用いて治療を開始していくとよいでしょう．この症例では下痢型 IBS のためラモセトロンを軸に処方を組み立てました．漢方薬については，東洋医学の先生方にアドバイスいただいたり知見に目を通すのがよいと考えますが，この患者のようにやや虚証で冷えがあったり，胃の水音がするなどの場合は六君子湯が効果的な場合もあります．腹部エックス線像からも，やややせ型で臥位でありながら結腸全体がやや下垂しており，細かいガス像が散在するなどの所見がみられ，腹部診察の所見と相応する印象です．六君子湯自体は機能性ディスペプシアで多数エビ

デンスが報告されていますが，IBS においても機序の面から使用するケースがあります．また IBS 症状を頻回に生じている場合，痔による肛門部の痛みが悪化している場合もあり，局所薬での治療や，さらに症状が強い場合には肛門科と連携して治療を行っていく必要があります．

● 参考症例 2

20 歳代前半，女性．
主訴：腹痛，下痢．
既往歴・アレルギー歴：特になし．感染性腸炎歴なし．
BMI 普通（体格はややしっかりめ）．午前中に講義のある日は朝食を抜く．

中学生時代にストレスイベントがあり，その頃より腹痛とそれに伴う水様便が週に数回あった．大学進学を期に地元を離れて一人暮らしをはじめたところ，1 年次は調子がよかったが，進級してゼミで忙しくなり，腹痛と下痢の回数が増えてきた．ここ 3 ヵ月くらいほぼ毎日 1～3 回腹痛と水様便がある．特に朝，腹痛が生じ，排便しても残便感が残る．そのため今学期は 1 限目に講義は入れていない．講義中に軽い腹痛を生じるとガスが出ることがあり，よけいにおなかが気になる．月経前 1 週間くらいは腹痛の程度や回数が増える．月経周期は 28 日で乱れはない．友人はいるが，お酒を飲むと気持ちが悪くなることと翌日の腹痛がつらいため，飲み会などにはほとんど参加していない．車の運転もしない．直近で歯科治療も含めた抗菌薬の使用や，ほかの治療歴はない．先日帰省した際に地元のかかりつけ医を受診し，消化器内科での精査も含めた加療を勧められ，当院を紹介受診した．

腹痛回数：日に 1～3 回．ほぼ毎日．起床後や食後に生じやすい．
腹痛レベル：4～6/10．トイレに行きにくい環境では 8/10 程度になることも．
腹痛時便性状：BS2．
通常排便時の便性状：BS5～6．
血液所見：血算，一般生化学異常なし．甲状腺機能異常なし．

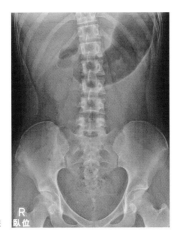

図2　腹部エックス線像

　腹部所見：平坦，軟．聴診では蠕動音はやや低下．水音目立たない．触診では上腹部を軽く押すと「重苦しい」感じがあり．左右肋骨下も同様の所見あり．

　血液所見：血算異常なし．一般生化学，甲状腺機能の異常所見なし．

　腹部エックス線（消化管，臥位，図2）：上行結腸にやや便はみられるが，特に下行結腸にはほとんどみられない．胃内の空気貯留は目立つものの，大腸ガスはほとんどみられない．直腸S状部に軟便様の便が軽度あり．

　大腸内視鏡検査（鎮静，鎮痙薬使用）：ポリープや炎症と考えられる所見はみられない．目立った攣縮や運動亢進所見はみられない．

　診断：下痢型IBS．

　治療：まず頻回の腹痛，下痢を抑える目的でラモセトロン5 µgを，また腹部診察より実証寄りと考え，四肢の冷えが目立たないことから半夏瀉心湯3包を開始した．講義や外出中の腹痛時頓服について，桂枝加芍薬湯1包内服とした．4週後の予約としたが，3週の時点で「腹痛の程度と回数は日に1度程度に減ったが，月経がこれから来るので不安」と予約外で受診．翌日の講義内容や座席を考えると前日夜から不安で，時に眠りが浅くなるとの話があり，タンドスピロン20 mgを朝夕で内服とした．その後大学の長期休暇があり十分に休めたとのことで，2ヵ月後には腹痛は3〜4

日に 1 回程度, 便性状も BS5 程度, 時々残便感を生じることもあるが, 朝の支度などを妨げる程度ではなくなった. そのためラモセトロンを 2.5 µg に減量して経過観察中. 今後, 就職活動などストレス要因が増強して症状が再度悪化した際は精神科や心療内科への紹介も考えていることを患者とも共有している.

　解説：IBS の発症や症状悪化に心理的要因が関連しているケースです. 内科と心療内科・精神科でどのあたりが紹介するラインかなど地域特性もあると思われますが, 基本的に消化器内科的治療で改善が乏しい, その他, この症例でみられた不安症状など明らかな心理的要因が疾患に関連していそう, というときは連携しながらの治療が望ましいと考えます. 本症例で用いたセロトニン 5-HT$_{1A}$ 受容体作動薬であるタンドスピロンは, 不安症状が強い下痢型 IBS に効果的との報告があります. ベンゾジアゼピンほど依存性はなく,「メンタル専門機関に紹介するほどでもないんだけど…」という場合に一考の価値はあると思います. またメンタルの要因がありながらも内科で様子をみていく場合,「このラインを超えてきたら専門的治療が望ましい」と話し合っておくとよいでしょう. 先に情報だけでも渡しておくと, 患者の自身の症状への理解が深まるとともに, 悪化時にメンタル専門機関と速やかな連携がしやすくなります. また腹部エックス線は症例 1 とは異なり, ガスが少なく軟便が「すーっ」と排出されていきそうな大腸の所見です. 下痢型 IBS は, このように腹部エックス線所見にバリエーションがあり, 治療経過に応じてどの部分がどう変わってきたかを観察すると, 病態への理解に役立つと思います.

● 参考症例 3

　20 歳代前半, 男性.
　主訴：腹痛, 硬便, 時々水様便.
　既往歴・アレルギー歴：花粉症. 感染性腸炎歴なし.
　BMI 正常範囲. 食事は 3 食とるが不規則, 夜勤なし.
　高校受験頃より月に 3〜4 回程度の腹痛と軟便を生じるようになった. 社会人になって仕事の都合で食事が不規則になることが増え, 気にはなら

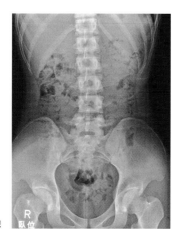

図 3　腹部エックス線像

ない程度だが，時々精神的ストレスもある．半年前より，週に 2〜3 回と腹痛回数が増えてきた．その際の排便は軟便が大半だが，便を出したくても出せず，踏ん張って硬便が少し出るということもある．排便すれば症状は改善するが，時々残便感もある．近医受診しラモセトロン 5 μg を処方され内服したが，便意があるもうまく出せない日が増えてきたため当院を紹介受診となった．

　腹痛回数：週に 2〜3 回．

　腹痛レベル：ラモセトロン内服前 7/10 程度，内服後 5/10.

　腹痛時の便性状：ラモセトロン内服前 BS5〜6（7 割）・BS 1〜2（3 割），内服後 BS5〜6（2 割）・BS1〜2（8 割）．

　通常排便：週に 2〜3 回，便性状は BS4〜5.

　血液所見：血算異常なし．一般生化学，甲状腺機能の異常所見なし．

　腹部エックス線（消化管，臥位，図 3）：右結腸曲（肝弯曲）や左結腸曲（脾弯曲），直腸に硬便を認め，結腸全体に便貯留がみられる．直腸 S 状部に軽度ガスがみられる．右上腹部に小腸の輪状ひだがみられる．

　診断：混合型 IBS.

　治療：患者と相談し，腹痛よりも便排出がうまくいかないことがつらいとのことだったので，リナクロチド 0.25 mg とポリカルボフィルカルシウム 1.5 g の処方とした．また腹痛時は桂枝加芍薬湯 1 包を内服とした．2 ヵ

月後には，腹痛回数は週 1〜2 回程度と減少し，便は軟便になることがあるが BS5 程度で，BS1 になることはなく，腹痛時の便排出困難感は軽減した.

解説：IBS のサブタイプは下痢型，混合型，便秘型の間で変化する場合があります．10 歳代の頃は下痢型メインだったようで，何らかの要因で混合型に移行したと思われます．一般的にラモセトロンは下痢型，リナクロチドは便秘型に用いますが，混合型の場合は選択が難しいこともあります．この症例では，ラモセトロンで腹痛は改善するも硬便が目立ってしまったため，リナクロチドに変えています．その他，ラモセトロン 2.5 µg に減量して，酸化マグネシウムや PEG などを加えてみるなどの処方も選択肢にあがるかもしれません．また腹痛については，桂枝加芍薬湯を 1 日 2〜3 包処方するのも一手と思いますが，消化管の一時的な運動低下で硬便改善が乏しい可能性も考えました．この患者は特に硬便と排出困難感を訴えていたので，やや便をやわらかくして消化管運動と知覚を整えるという戦法にしました．このように，多彩な IBS の症状の中でどこにウェイトを置いて治療を開始していくかも大切と考えます.

● 参考症例 4

20 歳代，女性.

主訴：硬便，時々の腹痛.

既往歴・アレルギー歴：なし.

BMI 正常範囲．食事は 3 食規則的，夜勤なし.

小学生頃より時々排便回数の低下と硬便あり．下痢になることはほとんどなし．月に 1〜2 回 4〜5 日以上便が出ないと，便がたまりすぎたようなおなかの張りと腹痛あり．特にストレスなどはない．仕事は慣れてきてやりがいもあり，特に徹夜など負荷がかかることもない．これまで酸化マグネシウムとモサプリドの内服歴があるが，症状の改善には至らず．排便は腹痛の有無にかかわらず BS 1〜2 がほとんど.

血液所見：血算異常なし．甲状腺機能異常なし．ACTH とコルチゾールが正常下限値よりわずかに低下．その他一般生化学の異常なし.

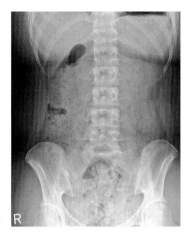

図4　腹部エックス線像

　腹部エックス線（消化管，立位，図4）：上行結腸から下行結腸，直腸の便貯留が目立つ．直腸には兎糞状の便が目立つ．横行結腸の下垂は目立たない．結腸の輪状筋の収縮やガス像，攣縮はみられない．胃泡あり．

　診断：機能性便秘．

　治療：リナクロチド0.25 mgと酸化マグネシウム1.0 gを開始した．1ヵ月後の診察で排便が週に2〜3回程度，BS3〜4の日も出てきた．エックス線像では，直腸の硬便貯留は目立たなくなったが，上行結腸の便貯留が軽度みられた．そこでリナクロチドを0.5 mgに増量し，3日以上排便がないときに酸化マグネシウム0.25〜0.5 g頓服とした．初診から3ヵ月後にはほぼ1〜2日間隔，1回/日でBS4の排便が得られるようになった．酸化マグネシウムは月に1回使用するかしないか程度である．

　解説：本症例には「腹痛」というキーワードがあるものの，腹痛時に限定した硬便ではなく，便貯留に伴って生じている症状と考えました．そのため便秘型IBSではなく，消化管運動低下が背景にある機能性便秘として，消化管運動改善ならびに便性状をやわらかくする処方としました．本症例のように便貯留が目立つケースでは，刺激性下剤など消化管運動亢進を一気に進めると，硬便が腸に停滞している上に運動増強で腹痛などの症状が増強することがあるため，時間が許せば慎重に治療を開始することもあります．病態の器質的背景について，幼少期に便秘症状はみられずヒル

シュスプルング病とは考えにくく，また ACTH とコルチゾールの結果から下垂体機能異常も疑いましたが，内分泌科での精査では特記すべき異常を認めませんでした．このように，IBS や機能性便秘を認めた場合に，内分泌や神経疾患など器質的疾患が背景にないか念頭に置きながら診察していきましょう．

文献

1) Pimentel M et al.: Rifaximin therapy for patients with irritable bowel syndrome without constipation. *N Engl J Med* 2011; 364 (1): 22-32
2) Menees SB et al.: The efficacy and safety of rifaximin for the irritable bowel syndrome: a systematic review and meta-analysis. *Am J Gastroenterol* 2012; 107 (1): 28-35

19. IBS のために，仕事や学校に支障が出ています

> **研修医** 先日，IBS 症状が強くて受診された小学生の男の子ですが，学校の先生とやりとりが必要かもしれません．
>
> **田中** どうしたの？
>
> **研修医** どうも，学校のトイレで大便の方を使っていたら，からかわれてしまったそうで．
>
> **田中** IBS の子どもにはつらすぎるね．そういうケースはけっこうあるんだよね．
>
> **研修医** 幸い先生は，IBS のことを知っていてくれたようで．
>
> **田中** 患者と親の承諾をもちろん得た上でだけど，学校の先生方に一度情報提供をしておくと，役立つこともあるよ．たとえば授業中に毎回前に出てトイレに行く旨を告げなくていいとか，座席を後ろのドア近くにしてもらうとか．その他，男子大便問題も根深くて，学校で子どもたちに教育してくれた地域もあったなあ…．

● IBS と QOL

　「クオリティ・オブ・ライフ（QOL）」と聞くと心理的要素を強く感じ，「メンタルはよくわからない」などと苦手意識が生じてしまうかもしれません．IBS について，QOL に関する研究は多数されています．IBS は腹痛など身体的な QOL のほか，心理的 QOL も下げるといわれています．

　いきなり心理的 QOL を「メンタル」に置き換えるのではなく，「今すぐなんとか症状を和らげてあげないと，仕事や学校などに影響が出ることがあるかもね」ととらえていただくと，わかりやすいのではないでしょうか．IBS は，腹部症状が出て，トイレに駆け込んで排便さえできれば（時

に数回繰り返すこともありますが），症状は楽になります．しかし，なかなか「腹痛」，「排便」について人に知られたくない，特に学童期ではおなかが弱いことでからかわれたりなど羞恥心を強く感じ，IBS の腹部症状が新たに心理的なストレス負荷まで生み出してしまうことがあるのです．

● 仕事や学校など日常生活に，IBS が大きく影響してしまうことも

　IBS などの機能性消化管疾患は，基本的にがんや炎症性腸疾患と異なり，生命予後に影響を及ぼさないとされます．そのため，前述の器質的疾患が除外されさえすればまず大丈夫．このようにお考えの先生もいらっしゃるのではないかと思います．

　しかし，IBS の患者を外来でみていると，日常生活に大きな支障をきたしていることも．

　「工場勤務で，おなかが仕事中に痛くなると途中でやめて抜けざるを得ず，仕事に支障が出ている．」

　「交通機関運転手で，特に朝症状が出ると通勤帯に大混乱を起こすので，朝食を抜いてなんとか対応している．」

　「就職試験間近だが，面接中に腹痛が来ないか心配．」

　「資格試験で，トイレ離席後試験室に戻れないものがあり，数時間耐えられるか心配．」

　「学校の授業中，突然腹痛が出たときにトイレに行くのが恥ずかしい．できる限り我慢するが，つらくて授業が頭に入らない．」

　このように，時に切羽詰まった相談を受けることがあります．

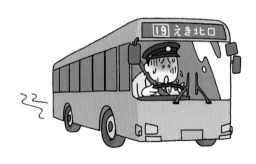

1) 学校生活と IBS

IBS に苦しむ子どもたちの多くは，おなかを壊しやすいことを周囲に言えないことがよくあります．できるだけ周囲に気づかれないよう平静を装ってトイレに行く，という話も聞きます．一方で，授業中に「トイレに行きたい」と小学校の担当教諭に言ったところ，「なんで休み時間に行っておかないんだ」と怒られたという子や，「大便のトイレに行ったことがばれて，みんなの前で友人にからかわれてしまった」とうなだれて受診した子どももいました．その他，大学講義中に 1 回では症状が治まりきらず複数回離席したところ，大講堂においてマイクを通じて「サボり」と叱責を受けてしまったというケースもありました．近年では，とある検定試験で，試験途中のトイレ離席に対し不正防止の観点から試験会場に戻ることを許されなかったために不合格となったことが話題にもなりました．試験など緊張がピークに達する場では，IBS が引き起こされやすい状況にあります．日々努力してきて人生の岐路になるかもしれない一発試験の会場で，IBS であるがために未来が閉ざされてしまう可能性がある…．このように，IBS は，「生命」に影響せずとも「未来」に大きく影響してしまうこともあるのです．（実際に前述の試験では，事前に病状に関する申請があれば「特別対応受験」という配慮により試験中のトイレ離席も可能になるそうです．）

2) 仕事と IBS

成人の場合，仕事によるストレスに加え，オーバーワークによる睡眠不足や不摂生な生活などが交絡していることが多々あります．年度末や新年度の異動，海外出張など…診察時には「仕事のストレス度合い」を聞いておくと，治療戦略や次の受診スケジュールなどに役立ちます．

仕事内容に加えて，「トイレ離席のしやすさ」も前述の小児・若年 IBS と同様，日常生活への支障度に影響します．たとえば，電車やバスなど分単位で時刻管理を任されている業種，また工場などラインを離れることが難しい業種があげられます．仕事中に IBS 症状が生じて苦しい経験が数回あると，その後「また症状が出たらどうしよう」など予期不安が生じることがあります．

苦しい経験をした場所や時間帯に近くなると，その不安が IBS 症状を引き起こすトリガーとなり，ずっとなんだかおなかが痛い感じがしてしまう…など，悪循環を引き起こすことがあります．これらの経験がエスカレートして，医療機関を受診しても改善に芳しくない場合，仕事を辞めざるを得ないところまで追い込まれてしまう場合もあります．昨今，一度仕事を辞めてしまうとなかなか希望の職への再就職が難しく，心理的・社会的にもさらにストレスが増大してしまう…このように，「生命予後に影響しない」といわれるものの「明日を生きること」に多大なる影響を及ぼすこともある疾患なのです．

3) ライフイベントと IBS

　家族の大きな病気をはじめ，ライフイベントによって症状が出ることもあります．たとえば近年，腫瘍などの治療法が格段に進歩したことで，進行段階の腫瘍でも，治療を行いながらそれなりの期間通常の生活が送れることが増えました．本人の心理的負担もそれなりにあると思いますが，支える家族も多大なるストレスを抱える場合があります．そのような中，支える家族が IBS を発症して身体症状による負荷が増え，結果として家族全体がどんよりしてしまう…ということも．メンタル面でのサポートもさることながら，IBS の消化器的治療を行い症状を緩和することで，「精神的にも楽になった」という話もありました．これは後述の第 21 章　睡眠は IBS に関係しますか？　で説明しますが，IBS の「脳→腸」，「腸→脳」の神経活動や，交感神経活動，そして睡眠深度など生理学的機序も作用している可能性があります．

　誰でも日常生活でストレスを抱えることがあります．「IBS はメンタル疾患」というイメージがあるかもしれませんが，消化器内科的治療で日常生活ストレスが改善する可能性もあることを，ぜひ知っていただければと思います．

ポイント！

IBS のせいで学校や職場生活，そして未来の選択に支障をきたしていないか．この部分のサポートも時に非常に重要．

20. IBS に悪い食事ってある？

> 研修医 A　IBS を知る前までは，「食事にあたりやすい」という患者さんに，「その食事を控えましょうね」とか簡単に言ってしまっていました．
>
> 田中　でも，実は「食事だけではない」と．
>
> 研修医 B　でも私は，辛いもの食べた後とか，飲み会の翌日とか高率に下します．
>
> 田中　そう，症状を引き起こしやすい食べ物もあるよね．ただ1点気をつけなきゃいけないのは，「この食事を控えたほうがいい」という医者の言葉は，患者さんにとって，その食事を楽しむことへ「恐怖」を植えつけてしまう可能性もあるってこと．だからこちらが思う以上に，食事アドバイスには慎重になったほうがいいかもね．

● 患者の「自己解釈」

　繰り返す腹痛や便性状異常など，IBS を疑う患者が初診の際に「おなかが弱くて，食あたりしやすいんです」とおっしゃることがあります．さらに詳しく聞いてみると，「油ものを食べるとおなかを壊しやすい」，「乳製品が調子悪いときは苦手です」と腹部症状の原因について食事と関連づけて説明される方がいます．確かに「冷たいものを食べすぎるとおなかを冷やす」，「生ものはあたることがある」などと幼少時に言われた方もいるのでは？　このように，食事内容や温度と「おなか」が関連づけられることがあり，前述の内容はごく自然にも感

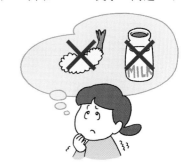

じられます.

　時に，腹部症状で困っている患者は，どうにかして現在の症状を改善させようと，自身でコントロールできる内容について一生懸命（時に極端なケースも…）取り組むことがあります．しかし，栄養面から好ましくなさそうな対処法であったり，エビデンスに乏しい場合も見受けられます.

　IBS の病態の主軸である脳腸相関の観点や，Rome 委員会や日本消化器病学会のガイドラインで提唱されている薬剤治療戦略に鑑みても，「IBS の治療＝食事内容制限」だけではうまくいかないことが多いと思われます．そのため，前述のような解釈を持つ患者に出会ったときは，まずは病態について幅広く理解を促し，治療に向けた関係を作っていくことが大切です.

● IBS と食べ物で知っておきたいこと

　IBS の症状を引き起こしそうな食事として，真っ赤な辛い系の料理，油っぽい食べ物，アルコールなどが思い浮かぶかもしれません．しかし，高カロリー食や高蛋白食，また油っぽい食事などについて，IBS と健常者で日々の摂取量や摂取内容，さらに早食いかどうかなどの食事習慣などすべてに差がみられなかったという報告もあります[1].

　また，日本食は高繊維，低脂質，高炭水化物，そしてカプサイシン系の料理が少ない…など世界からみると「おなかにやさしい」食文化でもあります．しかし，IBS の患者割合は欧米各国とほぼ同程度….　よって，IBS の病因は食事だけでは片づけられないと考えられています.

　とはいえ，IBS 症状と食物の関連については多数の報告があります．たとえば，アジア人に多いとされる乳糖不耐．また，欧米ではセリアック病でも知られる小麦．そして中南米では伝統的なスパイシーフードや，豆の多食が IBS 症状に影響する可能性がいわれています．そこで，ここでは日常の臨床現場で患者から質問にあがる乳製品と酒について，そして近年欧米で報告されはじめている「FODMAP」についてお話ししていきましょう.

1) 乳糖 (牛乳含む)

　IBS の患者さんで，乳製品の摂取でおなかがゴロゴロしたり，下痢をしやすいという方がけっこういます．乳糖不耐症を考える場合もあると思いますが，実際に先天性の乳糖不耐症は数万人に 1 人と非常にまれな疾患です．よって，小さいときは牛乳を問題なく飲めていた方が大半です．一方，成人になるとラクターゼの分泌が減少することがあります．そのため，乳製品を飲むときは少量ずつにすることなどで十分対応できる場合もあります．その他，乳糖をあらかじめ分解した牛乳 (正確には「乳飲料」) を試してみるのも一手です．また中には牛乳に対するアレルギーが紛れていることもあり，その場合，前述の「乳糖を分解した牛乳」では通常症状は改善しません．

　もう 1 つ，乳製品と IBS 症状との関連で重要なポイントとして，整腸薬の処方があります．原料に牛乳に含まれる蛋白を含む製剤 (商品名) として，エンテロノン-R，ラックビー R (ラックビー錠は使用可能) があります．IBS の治療薬として整腸薬は多用されていますが，処方前に乳製品と症状の関連を聞いておくことは大切です．

　また近年，「腸活」などとしてヨーグルトを積極的に食べる方もよくみかけます．「毎日がんばってヨーグルトを食べたら，むしろおなかが張って大変だった」という話もたまに聞きます．ヨーグルトが乳製品であることに加えて，人によってはヨーグルトに含まれる菌種や糖質などが，むしろ IBS 症状に悪い影響を及ぼす可能性もあります．メディアが流す情報は玉石混交で，食事 (サプリ) と健康の関連についてエビデンスに乏しいものや，疾患によっては症状を悪化させる可能性があることを患者に話すこともあります．

　ちなみに，ヨーグルトの菌は胃酸で死んでしまうこともあるんです[2]．一部のヨーグルトや乳酸菌飲料の乳酸菌は殺菌された後に出荷されているなど，ヨーグルトは菌そのものが消化管の環境調整に役立つのか，それともそれらの代謝物などが影響を及ぼすのか，まだまだわからないことがたくさんあります．

　でもまあ，あれこれ考えずにおいしいものは素直に楽しむ．1 つに固執

せずバランスよく食べる，という姿勢がいいのかなと思っています．

2) 酒

　飲み会の後におなかを下しやすい…，心あたりがある方，いらっしゃるのではないでしょうか．アルコール摂取により消化管運動が低下することがいわれています．同時に，腸での水分や炭水化物・蛋白吸収が低下し，便がやわらかくなる原因になると考えられています．実際に，女性IBS患者166名と健常者48名（18〜49歳）の飲酒量と腹部症状を比較した研究が報告されています[3]．両群の飲酒量に差はみられないものの，1日にワイングラス，もしくはビールなどを3杯以上飲んだ翌日は，IBS群のほうが有意に消化器症状が悪化していました．欧米人は日本人よりアルコールに強い人が多いため，日本人に当てはめた場合，これより少ない飲酒量で症状が出る可能性もあります．また飲み会の場合，揚げ物などを食べることも多く，食事の影響を同時に受けるかもしれません．よって，飲酒の量や回数が多い患者の場合，飲酒を必要最低限（会社のイベントなどやむを得ない場合のみ）にすることで症状変化をみることも一手です．

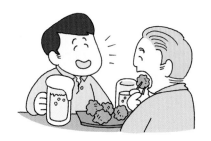

3) スパイス

　日本食は，スパイスといっても山椒やわさび，生姜といった比較的マイルドなものを少量使用する程度で，低スパイス料理が一般的です．他方，唐辛子は食欲増進や発汗を促し，緩下作用があるとされ，赤道直下の南米地域やアジア地域では1日の消費量2.5〜8gと多用されています．一方欧米では0.05〜0.5gといわれています[4]．

　この地域差について，植物の生存能力の観点からとても興味深い報告があります[5]．唐辛子の辛味の強弱について，虫にかじられたあとのある唐

辛子の実のほうがそうでないものよりも辛く，特に虫にかじられた周辺に辛味成分が集中していたとのことです．この辛味成分により，さらなる虫や微生物の侵入を防ぐことができるようです．赤道直下の暑い地域では虫や微生物の活動が盛んで，感染性腸炎などのリスクも高いとされます．ヒトは唐辛子が備えた生存能力の恩恵を受け，唐辛子を含んだ食事を積極的にとることによって感染などから身を守っていた可能性も考えられます．

　この唐辛子には後述のとおり消化管運動亢進作用がありますが，IBS 患者ではそれが過度に働きすぎて，症状の引き金になってしまうことがあるようです．タイのチームが報告した IBS と激辛食との関係についての研究があります[6]．彼らは，下痢型 IBS 患者 20 名と健常対照 38 名に①通常食，②2 g の唐辛子が入ったスパイシーな食事，③通常食＋2 g の唐辛子が入ったカプセル投与の 3 通りをランダムクロスオーバーに提供しました．②と③の群では，下痢型 IBS 患者のほうが健常対照群に比べて有意に腹痛と熱感を感じた一方で，患者群と健常対照群で，消化管運動や口腔内の熱感について有意差を認めませんでした．背景について，唐辛子の辛味の主成分であるカプサイシンの影響が考えられます．カプサイシンは消化管粘膜の TRP チャネルを刺激し，消化管の運動や知覚を亢進させます（第 5 章　消化管粘膜では何が起こっている？　参照）．よって，IBS 患者ではこれが過剰な活動を引き起こす可能性がいわれています．ただ，唐辛子の多食が IBS 進展に影響するかについては，特段辛い食事をとる地域に IBS が集中しているわけではなく，遺伝的にカプサイシン受容体の数や構造変化がみられるのかなどはまだわかっていません．

　その他，唐辛子以外でも各種スパイスの類は消化管運動を亢進，IBS 患者の腹痛を増強する可能性が指摘されています．以前，1 被験者あたり複数回，大腸にバロスタットを入れて内臓知覚や運動を測定する研究をしていた際，プラセボ群なのに，数週間前と異なり相当つらそうにしている被験者さんがいました．聞いてみると，前日に友人たちと激辛食を食べたと．それ以降，検査前には「激辛のものを食べないで下さい」という注意も加えています．マウスと違って，ヒト研究の難しい点だなあと感じた例でした．

　一方で，激辛のものを食べてもけろっとしている人たちもいます．この原稿を書いている仙台の職場付近には，おいしいカレー屋がたくさんあるんです．「5辛」とかのレベルでもけっこうくるのですが，なんと先日は何食わぬ顔で30辛を食べている人がいました．ちょっと汗をかく程度で，普通に昼食後も仕事をしているんですよね．多分私だったら午後は仕事になりません．その光景をみながら，TRPチャネルの個人差ってどれくらいあるのかな，なんて思ったりもして…．

4) FODMAP（表1）

　さて，「FODMAPが気になっていた」という方もいるかもしれません．近年，腸で発酵しやすい炭水化物（糖類）について頭文字をとった「FODMAP」の摂取と，IBS症状との関連が多数報告されてきています．FODMAPはオリゴ糖，二糖類，単糖類，ポリオールを指し（fermentable oligosaccharides, disaccharides, monosaccharides, and polyols の略），これらは小腸を通過する際に腸内細菌などによって分解され，水素ガスなどを発生します．またいずれも腸管から吸収されにくいために，消化管内の浸透圧を上げ，水を引き寄せる作用もあります．[7]の論文を皮切りに，IBSの腹痛や

表1　FODMAP

高 FODMAP 食の例（とりすぎを控えたほうがいいもの）				
果物 りんご さくらんぼ なし すいか ドライフルーツ	**野菜** アスパラガス ブロッコリー キャベツ なす にんにく マッシュルーム たまねぎ	**穀物** 小麦，ライ大麦 パスタ パン クッキー	**乳製品** 牛乳 アイスクリーム ヨーグルト チーズ（ソフト）	**その他** 甘味料： ソルビトール マンニトール フルクトース コーンシロップ はちみつ **豆類** ひよこ豆 レンズ豆 大豆
低 FODMAP 食の例（好ましい可能性があるもの）				
果物 バナナ ブルーベリー グレープフルーツ レモン ラズベリー	**野菜** 人参 セロリ さやいんげん じゃがいも かぼちゃ きゅうり	**穀物** 米 オーツ麦 タピオカ グルテンフリーのシリアルやパン	**乳製品** 乳糖フリー牛乳やヨーグルト チーズ（ハード）	**その他** 豆腐 砂糖 メープルシロップ

便性状，腸内細菌環境を変えるとの報告も出てきています．

　しかし Rome 委員会は，[8] や ROME IV Book の中で，低 FODMAP 食が IBS の画期的な治療法になるかについてはまだまだ研究が必要だと言っています．たとえば，従来の食事指導（大食を避け，高脂肪食や不溶性の食物繊維，カフェイン，そして腸管でガスを作りやすい豆やキャベツ，たまねぎを避けるなど）を行った群と低 FODMAP 食の指導を行った群では，ともに IBS の症状が改善していたなどの報告もあり[9]，「普段の食生活や行動パターンを見直す」ということ自体が疾患改善に寄与するのではとも考えられています．

　また，前述の Rome IV の項には，糖質によるメタンや水素濃度が消化管内の代謝産物に影響し，さらにこれらが胆汁酸や蛋白分解によって生じたアミノ酸とも相互関連して，IBS の症状に影響するのではと示されています．

　その他，エナジードリンクなどに含まれている高容量カフェインや人工甘味料などでも，消化管運動や知覚が亢進することが知られています．試験前や仕事が大詰めのときに IBS 症状が悪化する場合，ストレスだけではなく，睡眠不足のほかこのような嗜好品の影響があわさっている可能性も考えられます．嗜好品については，摂取のタイミングを自己調整しやすいため，比較的アドバイスしやすい部分です．

　著者自身，臨床現場でこれら FODMAP などを含めた食事の情報を話す場合は，安易に「〜は控えるべき」と言わないようにしています．たとえば糖尿病患者などに「甘いものを控えるように」など制限型の食事指導を行うことがあるため，消化器でも同様の感覚で患者指導してしまいがちです．しかし上記で述べたように，IBS の病因は食だけではないと考えられています．また患者の中には，健康に関する食事などに非常にこだわりがあり，メディアなどで「おなかによい」と広告された食材を信じ込み，結果として栄養が偏り貧血やその他の症状を合併しているなんて方もまれにいます．「高 FODMAP」食も大量でなければ食べてよいと指導しても，いつ症状が出るかわからない IBS の患者には，それらを摂取することに抵抗や不安を感じる方もいます．このように IBS 患者はデリケートな人も多く，前述のような感覚で食事指導を行うと，厳格に摂取を控える努力を

してしまうことがあり，ひいては栄養面でのデメリットを引き起こす可能性があることを頭の片隅に置いておくべきです．よって，栄養面での注意喚起と「あくまで参考」というスタンスで FODMAP 情報を伝えたほうが現状の段階ではよいのでは，と考えます．

ポイント！
IBS に影響しそうな食事はいくつかいわれているが，食事だけが IBS 症状の誘引とは限らない．栄養バランスも考え，過度な摂取制限にならないよう注意．

文献

1) Jung HJ et al.: Are food constituents relevant to the irritable bowel syndrome in young adults？– A Rome III based prevalence study of the Korean medical students. *J Neurogastroenterol Motil* 2011; 17 (3): 294-299

2) Mainville I et al.: A dynamic model that simulates the human upper gastrointestinal tract for the study of probiotics. *Int J Food Microbiol* 2005; 99 (3): 287-296

3) Reding KW et al.: Relationship between patterns of alcohol consumption and gastrointestinal symptoms among patients with irritable bowel syndrome. *Am J Gastroenterol* 2013; 108 (2): 270-276

4) Govindarajan VS, Sathyanarayana MN: Capsicum--production, technology, chemistry, and quality. Part V. Impact on physiology, pharmacology, nutrition, and metabolism; structure, pungency, pain, and desensitization sequences. *Crit Rev Food Sci Nutr* 1991; 29 (6); 435-474

5) Tewksbury JJ et al.: Evolutionary ecology of pungency in wild chilies. *Proc Natl Acad Sci USA* 2008; 105 (33): 11808-11811

6) Gonlachanvit S et al.: Effects of chili on postprandial gastrointestinal symptoms in diarrhoea predominant irritable bowel syndrome: evidence for capsaicin-sensitive visceral nociception hypersensitivity. *Neurogastroenterol Motil* 2009; 21 (1): 23-32

7) Halmos EP et al.: A diet low in FODMAPs reduces symptoms of irritable bowel syndrome. *Gastroenterology* 2014; 146 (1): 67-75

8) Barbara G et al.: The intestinal microenvironment and functional gastrointestinal disorders. *Gastroenterology* 2016; 150 (6): 1305-1318

9) Böhn L et al.: Diet low in FODMAPs reduces symptoms of irritable bowel syndrome as well as traditional dietary advice: a randomized controlled trial. *Gastroenterology* 2015; 149 (6): 1399-1407

21. 睡眠は IBS に関係しますか？

> **研修医** 私，多分 IBS だと思うんですけど，飲み会明けと当直明けにおなか
> を壊すことが多いんですよね．
>
> **田中** IBS あるあるだね．
>
> **研修医** 当直食はおなかによいはずなのに，なんでですかね？
>
> **田中** 食べ物以外の共通点は…．
>
> **研修医** 「次の日，眠い」ですか？

● 睡眠不足だと IBS 症状が出やすい？

IBS や，その他機能性ディスペプシアなどの機能性消化管疾患では，睡眠障害を伴うことが多数報告されています．中でも Elsenbruch らの論文は概要をわかりやすくまとめているので，簡単にご紹介します（図1）[1]．

対象：IBS 患者 31 名，健常者 23 名．全員女性．

IBS 患者は，「IBS のみ」の 15 名，「IBS と機能性ディスペプシアをあわせ持つ（IBS＋FD）」の 16 名の 2 群に分けた．

方法：連続 4 日間，睡眠状況などを記録．睡眠はピッツバーグ睡眠質問表を使用．最終 4 日目は研究用の部屋に泊まり，ポリソムノグラフィー（PSG）などを測定．

結果：IBS 群は健常者群に比べて睡眠満足度が低く，また日中の疲労感も強かった．睡眠満足度は，質，時間，寝つきのよさなどすべての項目について，IBS 群と健常者で有意差あり．特に寝つきのよさについて，IBS＋FD 群のほうが IBS のみ群より悪かった．PSG ではいわゆる「寝つき」に

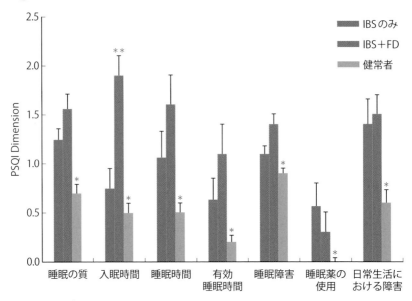

図1　IBS と睡眠

睡眠の質について，PSQI というアンケートを IBS のみの患者，IBS と機能性ディスペプシア（FD）患者，健常者群にそれぞれ実施．IBS ならびに IBS＋FD 群ではどちらも健常者群より高く（*p＜0.05），IBS と IBS＋FD 群比較では，IBS＋FD 群において入眠時間（寝つきの悪さ）が有意に高く（**p＜0.01），また PSQI 全体の総合得点でも高くなっていた．グラフは mean±SE．睡眠の質：主観的な評価，有効睡眠時間：床に入ってから起きるまで実際に眠った時間の割合，睡眠障害：中途覚醒など睡眠が妨げられる状態，日常生活における障害：睡眠の問題による日中の眠気や気分障害などの影響．
[Elsenbruch S et al.: *Am J Gastroenterol* 2002; 97（9）: 2306-2314 より引用]

ついて，IBS 群と健常者群で有意差を認めなかった．

　これらより，睡眠の主観をもとにしたアンケートでは，総じて IBS 群では睡眠に不満を感じているように見受けられます．一方で，REM 睡眠の群間差は認められませんでした．ちなみに研究室での睡眠測定時には，ほかの日に比べて特段，消化器症状悪化は認められていなかったことも書かれています．IBS の PSG では差がないことから，睡眠に対して「主観」に影響する「何か」がほかにあるのかもしれません．

　ここでは前日，翌日の IBS 症状出現については書かれていませんが，睡眠に問題があると IBS 症状が出やすいという報告もいくつかあります[2]．よって，IBS の病態メカニズムと睡眠のメカニズムが関連，もしくは影響

し合う部分があると考えられます.

●「脳（神経）」の観点から IBS と睡眠をみてみる

　IBS は時に不安症やうつ病など，気分障害に合併したり，もしくはそれ
らが後年発症することもあります[3]．IBS では，健常者と比べて視床や扁
桃体，海馬，そして帯状回や前頭前野など多くの部位で活動性に差がある
ということを病態生理の項でお話ししました．これらの局所脳では，この
ような気分障害の患者でも活動性が健常者と異なることが報告されていま
す．また，うつ病の患者では睡眠障害が約 82〜100％と高率に認められる
など，密接な関連があります[4]．

　さて，ここでうつ病治療の代表的な薬剤を思い浮かべてください．セロ
トニン系，ノルアドレナリン系などの薬剤を聞いたことがあるのではない
でしょうか．「お！」と思われた方，鋭い．そうです，IBS の病態にも密接
に関わっている系です．さて，これら 2 つの系からみえてくる，IBS と睡
眠の関係についてみていきましょう．

● セロトニンとメラトニン

　「メラトニンといえば，睡眠のところで聞いたことあるぞ」という方も
多いと思います．ところで，セロトニンとメラトニン，なんだか名前が似
ていませんか．実は，メラトニンはセロトニンを作り出す「トリプトファ
ン代謝系」の最終産物なんです（図2）.

　脳の松果体から分泌されるメラトニンは体内時計を調整することが知ら
れ，近年，わが国でもメラトニン受容体作動薬が発売されています．たと
えば Song らは，40 名の睡眠障害を伴う IBS 患者にメラトニンもしくはプ
ラセボを 2 週間投与したところ，腹痛が有意に改善したとの報告していま
す[5]．

　「IBS にはメラトニン系睡眠薬を出せばいいんだね！」と思った方々，時
期尚早かもしれません．前述の論文では，排便回数や便性状，また不安や
うつといった心理スコア，そして睡眠状態について，有意な改善は認めら
れませんでした．その他基礎研究などをみても，まだまだ「メラトニン内

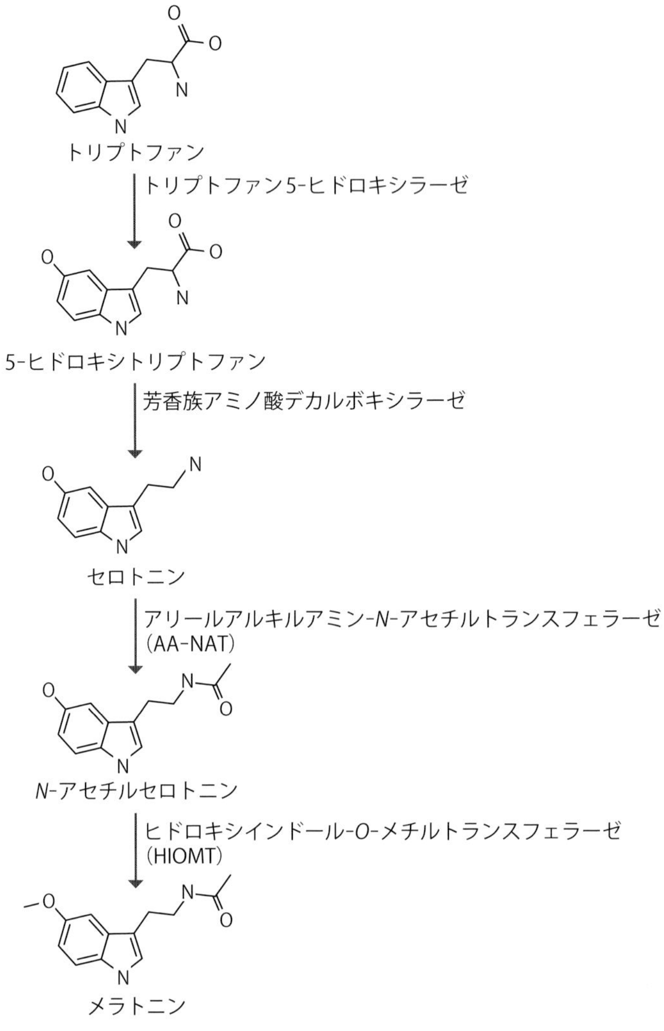

トリプトファン

トリプトファン5-ヒドロキシラーゼ

5-ヒドロキシトリプトファン

芳香族アミノ酸デカルボキシラーゼ

セロトニン

アリールアルキルアミン-N-アセチルトランスフェラーゼ
（AA-NAT）

N-アセチルセロトニン

ヒドロキシインドール-O-メチルトランスフェラーゼ
（HIOMT）

メラトニン

図2　メラトニンの生合成経路

服→IBS 症状改善！」とまでは言えなそうです．しかし，なぜ腹痛スコア
のみが改善したのでしょうか？　トリプトファン代謝系の図2を眺めてみ
ると，いかがでしょうか．内服により消化管に入ったメラトニンが，消化
管粘膜のトリプトファン代謝系に何らか影響を及ぼしていたりしたら…前
述の研究結果はありなのかもしれません．このように，脳で働くホルモン

も，内臓で働く物質との化学的な関連という観点でみるととてもおもしろいです．論文を眺めながらの「一人妄想，一人仮説」は楽しいですよ．

● 交感神経活動と睡眠・IBS

IBS のみならず，機能性消化管疾患患者は睡眠中の交感神経活動が健常者よりも高め（副交感神経活動が低め）とされます[6) 7)]．通常，睡眠中は交感神経活動が低下し，副交感神経活動が上昇します．測定・解析手法のバリエーション，IBS のサブタイプ（下痢型，便秘型，混合型）で活動性が異なるなどの報告もありますが，おおむね前述のように報告されています（ご興味のある方は，よくまとまっている Review 論文[8)] があるので，どうぞ）．IBS ではなぜ交感神経活動が高いかについてですが，頻回のストレス刺激によってノルアドレナリン分泌とその応答に対する閾値が下がっている可能性，α/β 受容体分布の変化，CRH（第 2 章　なぜストレスがかかるとおなかを壊す？　参照）を調節する HPA 軸とノルアドレナリン反応軸のバランスなどが考えられます．ちなみに，IBS 患者と健常者において活動閾値が異なるといわれている脳の扁桃体は，自律神経活動にも影響するとされています．

患者に，眠りが浅かった夜について，夜寝る前に何をしていたか聞くと，以下のような行動が上がってくることがあります．

・帰宅後に，家でその日うまくいかなかったことを反芻してしまう．

・寝る前のオンラインゲームやウェブ会議．

・アルコール摂取．

不安やアルコールは「そりゃそうだよね」と，一方で「オンラインゲーム？　気分転換できてスッキリしそうだけど」と意外に思う方もいるのではないでしょうか．もう時効と思いますが，私もかつて某ドラクエが新発売のときに，連日深夜まで勇者を旅立たせていたことがありました．当時は当直のほうがよっぽど睡眠不足で，ゲームをしていた夜は眠れていると思っていたのですが，あるとき同僚から「顔が無の境地にみえる」と言われて，やめた記憶があります．気分転換，「やりたいこと」としてゲームをしていたつもりが，身体には疲労として蓄積していたのかもしれません．

　その他，治療をおざなりにしていたアトピー性皮膚炎による夜間の瘙痒
感が強く，睡眠に影響していたケースもありました．アトピー性皮膚炎の
治療をしっかり行うことで，睡眠の質が向上し，結果として IBS の症状
改善につながっていきました．このようにメンタルや生活習慣の影響によ
る「睡眠の質の低下」だけでなく，睡眠前の過ごし方やほかの疾患もあわ
せたアドバイスも有効だと思います．

　睡眠は食事と同様，人間の生活に欠かせないものです．一方でまだまだ
未解明のことも多く，患者へのアドバイスも「しっかり寝てください」な
どと曖昧になりがちです．まだまだ研究途上で情報に限りはありますが，
前述のような神経活動，ホルモンなどの生理学的ネットワークを意識する
ことで，より具体的なアドバイスができるものと考えます．

ポイント！ IBS の治療時に「睡眠」に問題がありそうなら，あわせ
てアドバイスを．

文献

1) Elsenbruch S et al.: Behavioral and physiological sleep characteristics in women with irritable bowel syndrome. *Am J Gastroenterol* 2002; 97 (9): 2306-2314

2) Buchanan DT et al.: Sleep measures predict next-day symptoms in women with irritable bowel syndrome. *J Clin Sleep Med* 2014; 10 (9): 1003-1009

3) Koloski NA et al.: The brain-gut pathway in functional gastrointestinal disorders is bidirectional: a 12-year prospective population-based study. *Gut* 2012; 61 (9): 1284-1290

4) 川上富美郎：各科における頭痛患者のアプローチ 精神科. *Clin Neurosci* 1997; 15: 1020-1021

5) Song GH et al.: Melatonin improves abdominal pain in irritable bowel syndrome patients who have sleep disturbances: a randomised, double blind, placebo controlled study. *Gut* 2005; 54 (10): 1402-1407

6) Jarrett ME et al.: Autonomic nervous system function during sleep among women with irritable bowel syndrome. *Dig Dis Sci* 2008; 53 (3): 694-703

7) Thompson JJ et al.: Autonomic functioning during REM sleep differenti-
ates IBS symptom subgroups. *Am J Gastroenterol* 2002; 97 (12): 3147–
3153

8) Mazurak N et al.: Heart rate variability in the irritable bowel syndrome:
a review of the literature. *Neurogastroenterol Motil* 2012; 24 (3): 206–
216

22. 感染性腸炎後も腹痛と下痢が続くのですが

研修医　田中先生，患者さんの相談いいですか？　細菌性腸炎の方なんですが….

田中　いいよ．どんな患者さん？

研修医　3ヵ月前にバーベキューが原因でカンピロバクター陽性の細菌性腸炎になり，抗菌薬で治療した方です．

田中　あらー，大変だっただろうねえ．

研修医　その後，下痢は治まってその件では終診となっていました．でも先日，その後も時々腹痛や下痢があるということで来院されたんです．でも採血や便培養，CDトキシン検査も問題ありませんでした．

田中　よく考えて対応したね．そういう悩ましいケース，あるんだよね．

研修医　カンピロバクターがわずかに残っているのでしょうか？？

● 細菌性腸炎後に IBS 症状が遷延することがある

　実際の臨床では，カンピロバクターやサルモネラ感染による細菌性腸炎に出会うことがあります．第10章　内視鏡検査はしたほうがいいの？（器質的疾患除外編）でもお話ししたように，疑わしい食事歴があれば，はい，便培養も行いましょう．自然治癒も多いようですが，腹痛や下痢症状が強ければ抗菌薬を投与することもあります．菌によりますが，これらにはマクロライド系やニューキノロン系などを主に用います．近年は菌の耐性化も進んできており，薬剤感受性試験の併用も時に有用です．ちなみに，カンピロバクターはセフェム系に対して自然耐性を示すため，セフェム系は使用しないほうがよいとされます．

治療を行い，一見改善したかのようにみえた後，だらだらと腹痛，下痢症状が続く患者がまれにいます．「これまでもおなかを壊すほうでしたか？」と聞くと，「全然そんなことありませんでした」と返され，さてさて，何が起こっているんだ…と．なかなか採血や画像検査，便培養でも特記すべき所見がなく，microscopic colitis が隠れているかもしれない！などと下部消化管内視鏡検査を行っても特段所見は見当たらない…．

2000 年代に入って，「感染性腸炎後 IBS（post infectious IBS，PI-IBS）」という病態が多数報告されてきました．この知識を持っているといないとでは，悩む患者を目の前にした医者の冷汗感が変わるかもしれません…．IBS は通常感染症とは縁遠い疾患であるため，もし PI-IBS が思いつかなければ「感染性腸炎が脳腸相関に影響するとは考えにくいし，いきなり IBS になるのもなんだか変」と，感染性腸炎に付随する病態詮索に走ってしまうのではないでしょうか．

● PI-IBS の定義

Spiller らは，PI-IBS について以下のように定義しています[1)2)]．
・これまでに，IBS の Rome 基準をみたす症状はみられていなかった．
・以下 2 つ以上をみたす急性感染症があった：熱，嘔吐，下痢，便培養陽性．

また彼らは，旅行者下痢症など，原因菌を精査できなかった場合などに便培養は必ずしも必要でなく，症状程度で判断してよい旨もつけ加えています．また治療は通常の IBS に準ずるとされています．

● PI-IBS の概念が広く知られるきっかけになった Walterton 水害

1990 年代後半から，「どうもメンタルに問題のない IBS もけっこういるぞ」と，ちらほら議論がわき上がっていました．そのような中，2000 年 5 月にカナダのオンタリオ州 Walkerton で起こった水害による感染症事件が発生しました．*Escherichia coli* O157：H7，*Campylobacter jejuni* などが水道水に紛れ込み，少なくとも 2,300 名以上が感染性腸炎となり，27 名が溶血性尿毒症症候群へ進展，そして 7 名が亡くなるという大惨事になりま

した．余談ですが，これは単なる「水害」ではなく「人災」の面も大きいようです．というのも，ここの水道管理を民間委託されていた兄弟は特段の訓練も受けておらず，塩素量も日によってばらばらで水質報告は虚偽など，実に雑に管理していたそうです．そこに洪水が起こってウシの堆肥が飲料水の水源に混入し，対策を講じなかったことで住民に甚大な健康被害が出てしまったとのこと…．やはり何事も，住民生活を管理する業種には基礎的知識や訓練は大事だなあと思います．

さて，この Walkerton 水害後，コホート研究が立ち上がりました．この災害から 2〜3 年後の調査で，腸炎を経験していない対照群では 10.1% が IBS に該当したのに対して，水害時に感染性腸炎にかかった群では 36.2% が該当していました（図 1）[3]．

またどのような因子が PI-IBS 進展に関連がみられたかの多変量解析も報告されており，「若年，女性，感染性腸炎時に血便，強い腹痛，遷延す

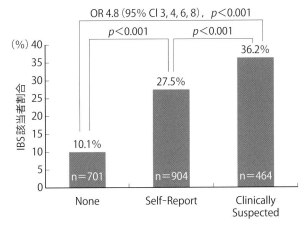

図 1 感染性腸炎後の IBS 患者割合変化

水害から 2〜3 年後の IBS 該当者割合（Rome I 基準）．χ^2 検定による 3 元比較，$p < 0.001$．

None：感染性腸炎なし群，Self-Report：自己申告で感染性腸炎罹患の可能性あり群，Clinically Suspected：臨床的に感染性腸炎罹患と考えられる群．

[Marshall JK et al.: *Gastroenterology* 2006；131（2）：445-450 より引用]

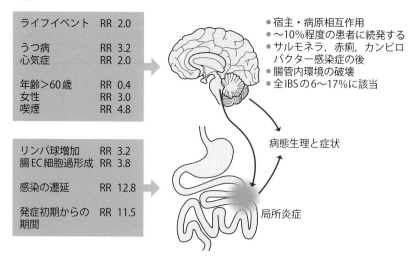

ライフイベント	RR 2.0
うつ病	RR 3.2
心気症	RR 2.0
年齢＞60歳	RR 0.4
女性	RR 3.0
喫煙	RR 4.8

● 宿主・病原相互作用
● 〜10％程度の患者に続発する
● サルモネラ，赤痢，カンピロ
　バクター感染症の後
● 腸管内環境の破壊
● 全IBSの6〜17％に該当

リンパ球増加	RR 3.2
腸EC細胞過形成	RR 3.8
感染の遷延	RR 12.8
発症初期からの期間	RR 11.5

病態生理と症状

局所炎症

図2　感染性腸炎後IBSと関連因子の相対リスク（RR）

[Barbara G et al.: *Gastroenterology* 2016; 150（6）: 1305-1318 より引用]

る下痢」が有意に関連していました．症状が強かった人，というのはなんとなくわかるのですが，年齢と性別というところがとても興味深く感じます．その他，サルモネラ感染症後IBSや小児感染からの追跡例などの複数の研究報告などから，図2のようにPI-IBSのリスクファクターがまとめられています[4]．

その他，PI-IBSの一連のコホート研究で，下痢型や便秘型などの「IBSサブタイプ」が変動することがわかってきました．それまでは，IBSのサブタイプについて，男性に下痢型が多く，女性に便秘型が多いといった程度の現象がわかっていただけで，経年的変化を含めたメカニズムは不明でした．前述のWalkerton水害の被害者を8年間追った研究で，初回調査時にそれぞれ下痢，便秘，分類不能（下痢型，便秘型に当てはまらないRome IIIやIVで言う混合型などを含む）だった人たちについて，8年後の時点でサブタイプが変化し得ることが示されたのです（図3）[5]．

実臨床でも，「学生時代は腹痛がきたらまず下痢だったけれど，30代になってからは下痢だけでなくコロコロ便が出ることもある」なんて話を聞くことがあります（大腸がんなど器質的疾患は除外）．PI-IBSの大腸粘膜

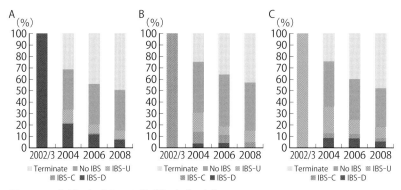

図3　IBS 患者における IBS サブタイプの変化

2002 年，2003 年の研究登録時，下痢型 IBS 群（IBS-D，n＝204）（A），便秘型 IBS 群（IBS-C，n＝52）（B），分類不能型（IBS-U，n＝232）（C）の IBS サブタイプ経時的変動．
［Marshall JK et al.: *Gut* 2010; 59（5）: 605-611 より引用］

には，肥満細胞やマクロファージ，その他表在リンパ球の増加などが認められたとの報告もあり[2]，微小炎症の残存なども考えられます．これら粘膜表層の刺激が，消化管運動のパターンや水分調節に関連する受容体や細胞，そして神経伝達に影響していくのか…．ここらへんのことを考えはじめると，いつもドラえもんのスモールライトが欲しくなります．あるときこの話を学生たちとしていたら，スモールライトではなく「ミクロフラッシュ」のほうが向いているだろうとのこと．2003 年に放送されたらしく，スモールライトと違って体力や能力はもとのまま保存されるとのこと…ドラえもんの飽くなき探究心，発明心．すごいなあ．

ポイント！

感染性腸炎後，消化管から原因菌がいなくなった後に，IBS 症状をきたすことがある．

文献

1）Dunlop SP et al.: Distinctive clinical, psychological, and histological features of postinfective irritable bowel syndrome. *Am J Gastroenterol* 2003; 98（7）: 1578-1583

2）Spiller R, Garsed K: Postinfectious irritable bowel syndrome. *Gastroenter-*

ology 2009; 136 (6): 1979-1988

3) Marshall JK et al.: Incidence and epidemiology of irritable bowel syndrome after a large waterborne outbreak of bacterial dysentery. *Gastroenterology* 2006; 131 (2): 445-450

4) Barbara G et al.: The intestinal microenvironment and functional gastrointestinal disorders. *Gastroenterology* 2016; 150 (6): 1305-1318

5) Marshall JK et al.: Eight year prognosis of postinfectious irritable bowel syndrome following waterborne bacterial dysentery. *Gut* 2010; 59 (5): 605-611

23. IBS は遺伝するの？

研修医　先日 IBS の女性患者を診察したときに，将来子どもに遺伝することがあるのかと聞かれました.

田中　ほかに IBS の方が家系にいるのかな？

研修医　はい，どうやらその患者さんの母と，母方の祖父が IBS のようで.

田中　IBS の発症には「環境的要因」と「遺伝的要因」の両方が関連していると考えられているよ.

研修医　感染性腸炎後 IBS の話などを聞くと，やはり遺伝だけではなさそうですよね.

田中　遺伝的背景を「内的」要因，環境的要因を「外的」要因と考えるとわかりやすいと思うよ.

● 双子研究でみえてきたこと

　オーストラリアと USA バージニアで，一卵性双生児と二卵性双生児を追った研究が行われました[1)2)]．これらをまとめた表があります（表1）[3)]．

表1　IBS に関する双生児研究のまとめ

	Australian twin study	Virginia twin study
双生児組数	343（同性）	6,060
IBS 評価基準	症状出現頻度	IBS 診断基準
診断法	構造的面接	質問紙
一卵性双生児 IBS 割合	33.3%	17.2%
二卵性双生児 IBS 割合	13.3%	8.4%
遺伝の罹病性	20%	8.8%

[Saito YA et al.: *Clin Gastroenterol Hepatol* 2005；3：1057-1065 より引用]

わかりやすいので，どうぞご覧ください．両報告とも，二卵性より一卵性双生児のほうが，ともに IBS となるケースが多いとの結果でした．

　ちなみに，ここでの「genetic liability」とは，産まれてから 2 人が異なる環境で生活した場合に，この研究では IBS を発症する可能性のことを指しています．これらより，IBS 発症の背景に遺伝的要因がありそうだと考えられるようになりました．一方で，親が日常的に IBS を発症させやすいような行動をとっている場合，そうした行動が子どもたちに学習され，結果として発症リスクに影響する可能性もあります．よって，IBS の生物心理社会的モデル（第 1 章　過敏性腸症候群（IBS）とはどんな疾患？　参照）では，幼少期の部分に「遺伝的要因だけでなく，環境的要因が発症に影響する」と記載しています．

　以前，ご兄弟も IBS という患者より，ここ数年，けっこうひどかったご兄弟の症状が改善したようだ，との話がありました．最初は遺伝的要因が強いのかと考えていましたが，どうも消化器関連薬だけではあと一歩という状態でした．あるとき，「母がどうも世間一般でいう“毒親”なんです．〇〇（ご兄弟）は母と連絡をとらなくなったのがよかったみたいです」なんて話が出てきました．そこで，母親との関係性が疾患に影響していると考え，精神科医や心理士の力を借りたところ，この患者も心理的自立を果たし，IBS が消化管機能改善薬などでコントロール可能となってきました．IBS をみる中で，このようなケースに時々出会うことがあります．機能性消化管疾患に不慣れな先生の場合，親子関係などの話が出た時点で「IBS はメンタル疾患」と消化器的考察への熱意が下がってしまうこともあるようです．冷静に「臨床での IBS 診断ストラテジー」にのっとって消化器的診断を進め，必要がありそうなら他科と連携しながら治療にあたる．慌てず，不安にならず，シンプルに進めていけばよいと考えます．

●「遺伝的要因，環境的要因が影響し合う」って？

　機能性消化管疾患の分野では「遺伝的要因，環境的要因が影響し合う」という説明をさらさらっと使うことが時々あります．「わかった気になる」けれども，実際にどのような現象を表すのか…という質問を受けることが

あります．以下のように考えてみてはいかがでしょうか．

　遺伝的要因──宿主（体の中）の軽微な異常．

　環境的要因──心身ストレスを生じてしまうような周囲環境．

　ここで言う遺伝的な「軽微な異常」とは，通常の生活を送るには問題ない程度の，遺伝子多型があるとの意味です．ゲノム遺伝子は基本的に「A─TもしくはG─C」の組み合わせですが，何らかの都合で，たとえばA─「G」といったように1塩基が変異している「一塩基多型」があります．この変異を持った父または母を持つ子どもは，さらにこれらの組み合わせにバリエーションを持ってしまいます．このように，私たちは相当数の遺伝子多型を有しているといわれています．これが個性につながり，また疾患や薬剤効果などの個人差に影響しているといわれています．

　異常を引き起こす可能性がある遺伝子多型があっても，通常は特に支障をきたさないことが多いです．しかし，ストレス刺激や頻回の炎症などによりその遺伝子から蛋白がどんどん作られる状況になると，じわじわと微妙な違いが積み重なり，結果として体内のバランスにずれを生じてくることがあります．IBSの場合，第7章　遺伝子研究最前線にあるような遺伝子多型を有していると，神経や消化管運動調節，粘膜細胞接着などの因子がストレス刺激などで頻回に刺激されることで，次第に受容体やシグナル伝達の分布や量，情報授受の方向性などが変化し，結果として腹痛や便性状異常につながるのではないかと考えられているわけです．

　これらが遺伝と家族関係，また周囲環境は密接な関連を持つといわれる所以です．一方で，人の生活のまわりには，人間関係以外にも，感染やまだ不明な刺激要因があふれています．よって，IBS患者，特に若年女性などで将来の自身の子どもについて心配している場合は，「遺伝だけでは説明しきれないこと」をお話しするのがよいと考えます（その他，血縁者に遺伝疾患の患者がいるなどの場合は，臨床遺伝専門医や遺伝カウンセラーなどがいる専門施設に相談するとよいでしょう）．

ポイント！
IBS には遺伝が関連するかもしれないけれども，周囲環境も発症に影響している．

文献

1) Morris-Yates A et al.: Evidence of a genetic contribution to functional bowel disorder. *Am J Gastroenterol* 1998; 93 (8): 1311-1317

2) Levy RL et al.: Irritable bowel syndrome in twins: heredity and social learning both contribute to etiology. *Gastroenterology* 2001; 121 (4): 799-804

3) Saito YA et al.: The genetics of irritable bowel syndrome. *Clin Gastroenterol Hepatol* 2005; 3 (11): 1057-1065

24. 月経前におなかが痛くなりやすい？

研修医　月経前におなかが痛いという IBS の方，多いですよね？

田中　　いわゆる生理痛の場合もあるけれど，IBS の下痢や便秘症状もひどくなる人けっこういるね．

研修医　なんで関係しているんですか？　臓器が近いから？

田中　　確かに距離的近さもあるかもしれないね．でも，HPA 軸と性周期に関わるホルモンの化学構造も近いんだよ．

研修医　化学構造ですか？？

　女性の IBS 患者は，月経前から月経が始まる頃に症状が悪化する場合があります．月経痛なのか IBS による腹痛なのかわかりにくいこともあり，「とにかく下腹部がずっとつらい！」と受診されることもあります．

　IBS では健常者に比べて消化管運動や知覚が亢進していることをお話ししました．さらに，IBS の中で，これらは男女で傾向が異なることが言われています[1]．

　・内臓知覚，疼痛閾値——男性＞女性（女性のほうが痛みを感じやすい）．
　・消化管運動，便輸送——男性＞女性（女性のほうがスピードが遅い）．

● 性ホルモンはコルチゾールと関連がある？

　生理前に上昇するプロゲステロン（黄体ホルモン）は，コルチゾールの生合成と密接な関連があります．プロゲステロンはステロイド骨格を持ち，副腎皮質ステロイドの生合成経路で上流に位置します．下流ではエストロゲン（エストラジオール，卵胞ホルモン）が生成されます（図 1）．プロゲステロンは性周期だけでなく，消化管運動や知覚にも影響します．エ

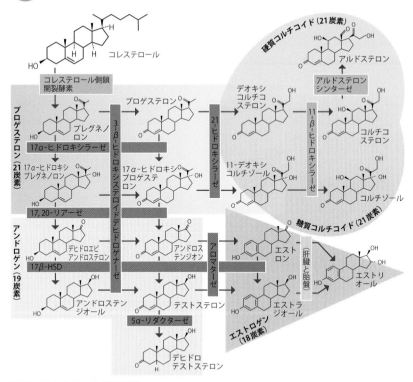

図1　性ホルモンの代謝経路

ストロゲンも，プロゲステロンほど消化管への作用は強くないといわれる
ものの，似た作用が報告されています[2]．

　基本的に，これら性ホルモンは消化管の運動低下の方向に作用するとい
われています．しかし下痢型 IBS については，月経前にプロゲステロン
が増えてくるとセロトニン放出が増強し，腹痛や消化管運動亢進に影響す
るのではと考えられています[3]．脊髄神経上のエストロゲン受容体が痛み
刺激の伝達に関連する TRPV1 チャネルなどに影響するという報告もあ
り[4]，痛覚伝達の閾値低下などが生じて IBS 症状が増強されるとも示唆さ
れます．

　これら卵巣ホルモンは，CRH 受容体（CRHR1）にも働きます．IBS 症状
のトリガー因子として登場した，あの CRH です．また HPA 軸下流のコル
チゾール量も増やすとされます．そのような視点を持ちながら図1 をぽ

やーっと眺めてみてください．いかがでしょうか．プロゲステロンからコ
ルチゾールが生成されていくルートがみつけられるでしょうか．一見，性
ホルモンと CRH 系（視床下部—下垂体—副腎皮質軸；HPA 軸）は別の働
きをしていると思われがちですが，生合成の観点からみると，卵巣ホルモ
ンと CRH 系はとても近い関係にあるのです．

　HPA 軸は，ノルアドレナリン作動性・セロトニン作動性神経とも密接
に情報交換をしています．内臓知覚に関連する局所脳（扁桃体，海馬，前
頭前野など），背側橋の青斑核には CRH 受容体ならびにノルアドレナリ
ン受容体が豊富にあり，ポジティブ・フィードバックを行っているとされ
ます．ノルアドレナリンは自律神経活動，特に交感神経機能に密接に関連
しています．第 4 章　脳と腸の神経交通網で出てきた，心電図より測定し
て求めた心拍変動による交感神経活動指標（LF/HF）について，卵胞期，
黄体期で変動が生じています．

　私自身，大学院生時代にこの CRH 系と自律神経活動の研究を行ってい
たところ，性周期の影響でデータ解析に苦労した経験があります．男性被
験者群ではきれいな関連がみられていたのですが，女性は卵胞期，黄体期
によりデータが大きく動いていたのです．病院の臨床現場では，普段頻回
にみる心電図で男女の差がみえるなどということはまず聞いたり考えたり
することはないと思います．ふだん性差や性周期を意識することがない検
査でも，R-R 間隔を Hz に落とし込んでみていくと，男女差，そして性周
期で違いが出てくるんだなあ，と驚いた記憶があります．

　臨床症状による性差の検討や疫学調査に関する情報は，色々な場面で見
聞きすることがあると思います．一方で，物質の面から性差を理解してい
くと，その訴えの背景にどんな体内の動きがあるのか，さらには症状悪化
が目立つときはどのような疾患合併の可能性を考えなくてはいけないだろ
うか，などと考えられるようになります．たとえば月経前の腹部症状が目
立つ場合，子宮内膜症や子宮筋腫などの婦人科疾患や，低用量ピル内服の
有無を考えることもあります．

　代謝経路を詳しく覚えていなくても大丈夫です．気になったら，あの臓
器らへんはなんだか関連があったぞ，と学生時代に習った記憶をたどって

調べたりしていくと，そのうち色々知識がついておもしろくなっていきます．ほんと，G○○gle 大先生さまさまです．

ポイント！

女性 IBS 患者に症状経過を聞くときは，月経前とそれ以外の時期について分けて聞くと評価しやすい．ホルモンは化学物質として生成・代謝ルートをみてみると，臓器を結ぶ情報が眠っているかも．

文献

1) Naliboff BD et al.: Sex-related differences in IBS patients: central processing of visceral stimuli. *Gastroenterology* 2003; 124 (7): 1738-1747

2) Meleine M, Matricon J: Gender-related differences in irritable bowel syndrome: potential mechanisms of sex hormones. *World J Gastroenterol* 2014; 20 (22): 6725-6743

3) Houghton LA et al.: 5-hydroxytryptamine signalling in irritable bowel syndrome with diarrhoea: effects of gender and menstrual status. *Aliment Pharmacol Ther* 2009; 30 (9): 919-929

4) Cho T, Chaban VV: Expression of P2X3 and TRPV1 receptors in primary sensory neurons from estrogen receptors-α and estrogen receptor-β knockout mice. *Neuroreport* 2012; 23 (9): 530-534

臨床Q&A

25. 痔がつらいんです

> 🙍‍♀️ 田中 　ところで，肛門の「痔」も合併しそうな人って，消化管疾患でどんな患者さんだと思う？
>
> 🙂 研修医B 　便秘，でしょうか．
>
> 🙍‍♀️ 田中 　それ以外に，どう？
>
> 🙍 研修医A 　うーん，僕はみたことないですけど，クローン病の痔瘻って国試で覚えた記憶があります．
>
> 🙍‍♀️ 田中 　2人とも，いい回答だね．IBSの患者さんでも，痔で悩んでいる方がけっこういるんだよ．

● そもそも「痔」の有病率は？

　消化器外来でさえ，みずから「痔」や「肛門痛」について話してくれる患者は多くはありません．一方，大腸内視鏡検査を行う先生でしたら，「世の中それなりに痔のある人はいる」という感覚をお持ちではないでしょうか．2020年に日本大腸肛門病学会が出版した『肛門疾患（痔核・痔瘻・裂肛）・直腸脱診療ガイドライン』の痔核の項目によると，有病率は調査方法によって異なるが4.4〜55％とされ，男女の有病率に差はないとあります．また肛門鏡を用いた検査では，英国では55％，USAでは22％に認めたとのことです．程度に相当幅があるのも興味深く，それこそ「痔」に対する一般的な理解や情報の普及，また自覚症状の差異などの地域差が反映されているのかもしれません．

　ちなみに歯状線より口側にできる内痔核について，臨床分類として有名なものにGoligher分類があり，表1にお示しします．

表1 Goligher 分類：内痔核の脱出度に関する臨床病期分類

Grade	I	排便時に肛門管内で痔核は隆起するが，脱出はしない
	II	排便時に肛門外に脱出するが，排便が終わると自然に還納する
	III	排便時に脱出し，用手的な還納が必要である
	IV	常に肛門外に脱出し，還納が不可能である

　いきんだ後に時々肛門痛やわずかな出血があると，患者は痔の可能性を考えはじめるという印象です．また，便潜血検査が陽性になった際などに行う大腸内視鏡検査ではじめて痔を指摘された，という人もみかけます．

● 実は IBS でも痔で悩む人はけっこういる

　前述のように，痔で悩まれている人は多くいますが，IBS の世界ではどうでしょうか．実は IBS と痔に関する研究論文はわずかしかありませんが，スウェーデンで行われた大規模質問紙研究では，興味深い結果が報告されています（表2）[1]．Grade III〜IV の内痔核（術前）患者 100 名と一般対照 200 名，他疾患患者対照（整形疾患）100 名に腹部や肛門機能の質問を行ったところ，以下のような IBS 様症状の質問項目「残便感がある」，「1日に何回もトイレに行く」，「トイレに駆け込むほどの便意がある」，「排便時に腹痛がある」，「排便後に腹痛がある」について，「はい」と答えた人は痔核患者群で対照群よりも有意に多いとの結果でした．

　この研究は Rome 診断基準に厳格に基づいた質問紙によるものではありませんが，IBS 様の症状をおおよそ反映していると思われます．前述の『肛門疾患（痔核・痔瘻・裂肛）・直腸脱診療ガイドライン』によると，痔核への病態進展の機序ははっきりわかっていないものの，痔核の上皮や支持組織の減弱，また内肛門括約筋の過緊張という説が支持されているようです．よって，突然の腹痛や強い消化管運動で肛門周囲に強い圧が頻回に加わりやすい IBS では，痔核を合併する人が健常者より多い可能性もうなずけます．

● 外来でさらっと一言

　排便のほか，特に「痔」については患者みずから話すにはハードルが高

表2　IBS 様症状の質問項目に対する回答

	内痔核患者 (n＝100), %	一般対象 (n＝200), %	他疾患 患者対象 (n＝100), %	p
排便後,「すっきりした」と感じますか？ 　1.　No 　2.　Yes	55* 45	10 90	15 85	＜0.001
排便後, 多くの場合で満足感がありますか？ 　1.　Yes 　2.　No	47* 53	11.5 88.5	19 81	＜0.001
便意を感じて, トイレに駆け込むことはありますか？ 　1.　Yes 　2.　No	38* 62	25 75	25 75	0.044
排便時に腹痛を生じることはありますか？ 　1.　Yes 　2.　No 　3.　回答なし	35* 65 0	5 94 1	3 97 0	＜0.001
排便後に腹痛を生じることはありますか？ 　1.　Yes 　2.　No 　3.　回答なし	34* 66 0	4.5 95.5 1	2 98 0	＜0.001

*χ^2 検定または Fisher の直接確率検定.
[Johannsson HO et al.: *Am J Gastroenterol* 2005; 100（2）: 401-406 より引用]

いと思われます. 医者と患者が異性にあたる場合, ますます言いづらくなることもあるようです.

　たとえば外来で腹部と排便症状を聞いた際,「それだけの腹痛が出るとつらいですよね. 肛門もヒリヒリしたり痛み出ませんでしたか？」,「IBS 症状のときは, ウォシュレット使いたくなりますか？」(トイレットペーパーだと痛い)などと, さらっと聞いてみてはいかがでしょうか.

● 実は OTC で相当売れている痔核の薬

　外来で痔の訴えや検査所見がみられた場合, 注入軟膏などを処方することもあります. とはいえ, 消化管運動・便性状に関わる薬剤処方に比べて処方頻度は少ないのではないでしょうか.

　興味深いことに，某○mazon の「医薬品，指定医薬部外品ランキング」をみると，この記事を書いている時点で，ボラギノール A 軟膏（商品名）は 10 位近辺にランクインしています．アレグラ（商品名），ビオフェルミン（商品名）に次ぐ位置です．ちなみにボラギノール M 軟膏というものもあるのですが，A 軟膏のほうにはプレドニゾロン酢酸エステルが入っており，より痔の痛みなどに効能があるとうたわれています．購入者はけっこう痔の症状に困っていて，できるだけ症状に効果があるほうを求めているのではないでしょうか．

　オンラインで購入上位となる商品には「日常的によく使用するもの」のほか，「対面で購入するのに気を遣うもの」があると考えられます．これだけ痔の薬がオンラインで購入されている背景に，医師や薬剤師に言いづらく，こっそりと症状に対処したいという心理があるのかもしれません．

　実際に，痔核による疼痛症状などが軽度の人には，肛門科受診のほかにOTC の話をすることもあります．その際に，「病院などでよく使っている使い捨ての手袋を買って，はめた指に軟膏をつけて患部にぬると，痛いところにしっかり届きますよ」という情報も加えると，けっこう患者さんに喜ばれます．

ポイント！
IBS の患者さんにはさらっと「痔核」についても聞いてみましょう．

文献
1) Johannsson HO et al.: Bowel habits in hemorrhoid patients and normal subjects. *Am J Gastroenterol* 2005; 100 (2): 401-406

26. IT を使った IBS サポートを目指して

研修医	田中先生は IBS のアプリとか出してますよね.	
田中	「おなかナビ」と「おなか手帳」だね.	
研修医	作るきっかけって，どんなことだったんですか？	
田中	とある患者さんとの出会いと，東日本大震災の経験かなあ.	

● スマホアプリ「おなかナビ」

　著者は 2017 年に，Apple ResearchKit という研究用キットを用いたアプリケーション「おなかナビ」を東北大学の共同研究者らとリリースしました. このスマートフォンアプリケーションでは，Rome Ⅳ の診断項目を掲載し，IBS に該当する「可能性」があるかどうかを調べることができます.

　IBS は「いつ，どこで」症状が出るか予想がつかないことが多く，病院受診時や研究施行中に「今，症状が…」というのはまれです. そのため，

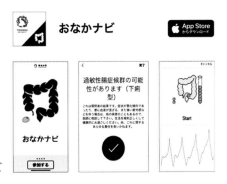

図1　おなかナビ

私たちの脳腸相関の研究をもとに，スマホカメラより脈波を測定するシステムも搭載しています．脈波測定についてはまだまだ研究途中ですが，「IBS は神経とも関係あるんだ！」と興味を持っていただければとの思いもあります．

　その他，ストレスや腹痛，排便記録をつける機能を加えています．IBS 症状は予期せず症状が起きることが多いとはいえ，特定の曜日やイベントの前，また女性では月経周期との関連など，個々人でパターンがみられる場合もあります．しかし，排便や腹痛，症状出現時間などを数週間分も記憶することはなかなか難しく（一昨日の食事の記憶ですらあやしい…），外来で話す際に曖昧になってしまう問題があります．記録したログを医療機関でみせることで，円滑な診療にお役立ていただけるようなアプリを目指しました．

● 玉石混交のウェブ情報と，それに助けられた 1 人の高校生

　昨今，ネット環境がいきわたり，多くの人が自分の体調や症状について検索できるようになりました．「腹痛　下痢」，「おなか弱い　食事」などで検索すると，非医療者が書いた非科学的情報なども大量に出てきます．Google などの検索システムは特に疾患情報について，誤情報が広まらないようアルゴリズムが頻繁に調整されていると聞きますが，いたちごっこな状態も見受けられます．これら誤った医療情報（サプリや食事，診断名）を鵜呑みにして振り回され，症状が悪化してやっと病院を受診された患者に時々出会います．

　東日本大震災当時，筆者は仙台におり，震災後から数年間は沿岸部などの複数の病院の支援に頻回に通う日々でした．そこで内科外来を行う中で，「震災後，突然おなかが痛くなって，トイレに駆け込むと下痢をする．大きな余震があるとだめだね」，「仙台に行く高速バスの中でおなかが痛くなって，それから怖くてバスに乗れない」など，震災後に生じた，さらに生活に密着した症状の悩みを聞く機会が多くありました．多くの方は「ストレスの悩み」ではなく「消化器の悩み」として，内科外来もしくは消化器外来を受診されます．しかし機能性消化管を専門とする医師は多くな

く，仙台と被災地を往復する中で，何かできることはないかと悶々とする
日々でした.

　そのような中，被災地近くに在住の高校生が新患で受診されました. 震
災の影響で通学に使っていた電車が止まってしまい，学校まで片道 1 時間
近くをバスで通うことになったが腹痛と下痢症状が頻回に生じるようにな
り，最近では学校を休む日が増えてしまったと. 朝のバスの中で一度もの
すごい腹痛を経験し，その際にいったん降りたら民家もない，次のバスま
で 1 時間近く待たなくてはいけない，でもおなかは苦しすぎる…という経
験をし，それ以降予期不安も生じるようになり，朝の症状がつらくなって
しまったようでした. 近隣基幹病院を受診するものの「検査異常なし」と
言われ，近くの診療所からは，ちょうど震災後という地域全体が高ストレ
ス状態にあることを鑑みてか，近隣精神科病院に紹介されました. そこで
「適応障害」と診断され，学校に報告したところ，ついにはフリースクー
ルを紹介されたとのことでした. その高校生は「学校に行きたい. 行けば
友達もいる. 勉強もしたい. でもおなかだけが問題なんだ」と夜な夜なス
マホを片手に自分の症状を調べるうちに IBS の情報に行き当たり，やや
専門的な情報にも目を通して，親にも相談し，ついには当院の情報を探し
出して受診されたとのことでした. そして下痢型 IBS として治療したと
ころ十分に改善し，同時に学校にも病状の報告とともに病気の情報提供を
行い，夏休み明けから順調に通学できるようになり，無事大学進学も果た
しました.

　10 代の高校生が，周囲の頼りたい大人からむしろ引き離され，絶望に
陥る中で，彼が手に持っていたスマホが改善へのきっかけとなったこの一
例. 目の前に患者が来るのをひたすら待つのではなく，全国の機能性腸疾
患で悩む方々にウェブを介してよい方向に橋渡しをしてあげられないだろ
うか，そのようなことをいつの間にか考えはじめていました.

　日々仙台と支援病院を往復しても，みられる患者数には限界がありま
す. 自分が研究論文を出したとしても，英語で，さらには購読料の壁があ
り，第一線の地域医療に携わる先生方や患者，その家族には届きにくい.
そこで，その壁を越える第一弾として，海外の論文を一般の人でもわかる

ように噛み砕いて説明し，引用することで機能性消化管疾患情報を紹介するウェブサイト「おなかハッカー」(http://abdominalhacker.jp) をはじめました．

　同じ頃，医療の垣根を越えた仙台の友人たちと，一般市民に IBS 患者のことを理解してもらえるよう，また IT で何かおもしろいものを作れないか，と「おなかハッカソン」というイベントを仙台で複数回開催しました．のべ 3 桁の方々に参加していただき，コンビニのトイレが本当にありがたい（！）ことや，日々の生活での体調管理，ひいては予知につながる生理学的情報収集，さらには正しい医療情報を簡単に手に入れられることがいかに大切か，といった意見がたくさん出てきました．

　このように，消化器内科の世界では「内視鏡的に所見がない」，「死なない疾患」，「治療が難しい」とお世辞にもメジャーとは言えない機能性消化管疾患だけれども，世の中にこの病気で困っている人がたくさんいて，助けられることがありそうだぞ，と腹を決めはじめていました．

●「おなかナビ」のリリース，24 時間いつでもどこでも

　東北大学で研究を進める中で，どうしても被験者を対象とした生理学的研究は仙台地域など狭い範囲となってしまっていました．被験者の方々が IBS などの機能性消化管疾患に該当することも多く，研究参加が疾患啓蒙につながることもあります．また前述のように，特に IBS はいつ症状が出現するかわかりません．そのため，検査日程の決まった研究では，症状出現に関して収集できる情報は限られてしまいます．現状の研究では「地域（距離）」，「時間」の縛りが壁となっていました．

　スマートフォンはここ 10 年で広く浸透し，1 日中身につけていることが多く，おなかが痛くなったときにも身近にあります（トイレでスマホをみながら腹痛に耐えているという話も…）．そこで，ネットがつながるところなら 24 時間いつでも参加可能，さらに最新の診断基準も載せて自分の体調の参考になる「研究用アプリケーション」を作ろうとなった次第です．

　「おなかナビ」は世界で初の機能性消化管疾患研究用アプリであると同

時に，東北地方で初のものでもありました．当時，倫理的な面も含め手探りな部分もありましたが，東北大学をはじめ多くの方々の協力をいただいてリリースとなりました．

● さらに「おなか手帳」アプリへ

　研究用アプリケーションは，倫理委員会の承認を得る必要があるため日本国内での使用に限られています．これは残念ながら東北大学でも乗り越えられません．

　また新しい IoT デバイスが日々刷新されている中で，たとえばウェアラブルリストバンドなどを組み合わせた日々のおなかの管理，さらにより生活に身近な記録媒体を作ろう！　と「おなか手帳」アプリケーションをApple の App Store でリリースしました．英語版は「Gut diary」という名前で全世界リリースをしています．これは医学研究目的ではないため IBS の診断基準などは載っていませんが，日常の「日記」として，そしてその中から症状パターンを自分で推測できるような「Social」な項目や，さらに臨床現場でも役立つ週間症状グラフも搭載しています．

　これらのアプリケーションは，「遠くの，おなかの症状のために1人で悩んでいる人を助けたい」という思いで作っています．私自身，普通の臨床医で，IT 企業にいるわけでもなく，最初は本当に「暗中模索」の状態でした．そのような中，おなかナビについては東北大学情報科学研究科木下研究室，おなか手帳についてはおなかハッカソン時代からのプロボノ仲間

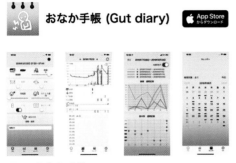

図2　おなか手帳

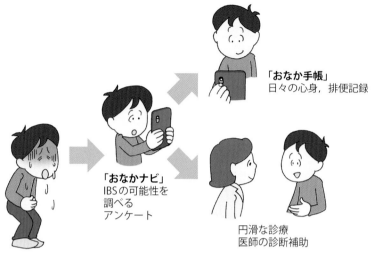

「おなか手帳」
日々の心身，排便記録

「おなかナビ」
IBSの可能性を
調べる
アンケート

円滑な診療
医師の診断補助

図3　IBSで困る人を減らしたい

の多大なる助けを借り，リリースすることができました．そのほかにも，東北大学や仙台市など多くの方々にお力を貸していただいて，感謝しかありません．もし読者の中に「世の中にお役立てできるのではないか」という思いを密かに抱きながらもやもやしている方がいれば，どうかあきらめないでください．最初から大きなことを目指すのではなく，どんなに小さくても，やれることをはじめてみてください．いつの間にか素敵な人たちとともにおもしろいことができるようになると思います．

● 今後のITと医療，リアルタイムで起こる世界の大変革

実はこの章は修正を重ね2020年春に書いています．COVID-19の世界的感染拡大により，わが国でも緊急事態宣言が出され，この仙台でも日に日に患者数は増え，防護服など医療物資の枯渇が叫ばれています．「いつ感染症患者が混じっていてもおかしくない」と絶えず緊張感の中で臨床業務を行い，目の前の患者への対応に奔走しています．同時に，前述のアプリ開発チームと夜な夜なオンラインでやりとりしながら，「医療物資を消費しない」をモットーに，3Dプリンターと文房具で作るフェイスシールドを開発し，必要な医療機関に配布する活動を行っています．机には，積

まれた医学雑誌の上にセロハンテープと穴あけパンチ，とりあえず色々取り寄せた透明シートが散在しています．昨年の時点では，まさかこのようなことをしているとは思ってもいませんでした．

そのような中，電話再診，オンライン診療など，遠隔診療に関する制度が矢継早に改変されています．胸部CTのAIなど，日々SNS上にはITと医療に関する話題が数多くアップされ，Twitter上では専門家会議の先生が直接語りかけ，また大企業トップと行政首長が140字で医療物資の連携をしています．

おそらくITと医療は想像を絶するスピードで変わります．この章でCOVID-19大流行前のITと医療の世界を語ったら，本書が出版されている頃にはすでに時代遅れとなってしまう気がします．今，皆さんの目の前で目まぐるしく起こっている変化，困難の中を突き進む方々，その軌跡そのものが，未来イノベーションに向けた最大の学びになると考えます．

でも1つだけ，COVID-19前後で変わらないことがあるとすれば，「誰かを助けたい．そうすれば自ずと道は拓ける」なのではないでしょうか．おそらく本書の出版時点でも，医療機関は数多くの困難に見舞われていると思います．読者先生方のご無事と心の平安を心よりお祈り申し上げます．

ポイント！

「ITを使って何かをしよう」ではなく，「こういう人を助けたい」の思いから，そのとき最善の手段を選ぶのでいいのでは．その中でITは「時間と距離」を超えるツールの1つではある．

あとがき

　本書を書きはじめた頃，ちょうど友人医師から「炎症性腸疾患をやっていると，どうしても IBS の壁にぶつかってしまう．免疫を研究してきたけど，IBS となると神経がからむし，自身も含めてうちの若手にどう教えたらいいか困っているんだよね」という話がありました．私自身，炎症性腸疾患に興味があって消化器内科を目指し，ひょんなことから「IBD」の「D」が「S」に変わり，IBS の研究と臨床を進めてきました．その際，IBD については多くの専門書や雑誌特集などがあり勉強材料には事欠かない状態であったのに対し，機能性消化管疾患の分野では一般内科・消化器科向けの日本語の教科書はごくわずかで，戸惑った記憶があります．唯一すぐに手に入った枕ほどの厚さのある ROME III 本を日夜読み，元論文をたどるなど苦労しました．

　実はこの ROME Book，購入を見送った経験がありました．新潟で駆け出しの消化器内科医時代，はじめて自身に「機能性消化管疾患」なる存在を教えてくれた現済生会新潟病院の本間照先生より，「IBS とかが書かれた ROME Book って分厚い本があってな，実は欧米ではそれなりにメジャーな分野なんだよ」と教えていただいてはいました．その後，ふと立ち寄った大学近くの医学書店で，そうそうたる洋書に並んで，なんと ROME Book が鎮座しているではないですか．ちょっとした辞書以上の厚さがあり，しかしビニールカバーに覆われて中身は読めない…．一瞬迷ったものの，非常に忙しい臨床業務の中で機能性消化管疾患にそこまで時間は割けないと思い，そのときは購入しませんでした．その後も，機能性消化管疾患の臨床に役立つような検査オーダー，結果の解釈，そして処方などについて知りたいなと思いつつも，「あの ROME Book を埋めてくれるような，もう少し簡便な本はないかなあ」なんて度々思っていました．そこで，本書では，ROME Book ほど分厚くなく，でも IBS という病態に日々奮闘する医師や研究者たちの「冒険物語（研究論文）」を通じて日常の診療にお役立ていただけるような内容を目指しました．

　また，各章のあたまにある対話部分をはじめ，本文中には実臨床で役立ちそうな患者への声掛けなどの tips も多く載せてあります．私自身の初期臨床研究病院は，地域基幹病院としてそれなりの規模で，非常に多忙でもありました．しかしその中で「時間があればベッドサイドに行って患者の話に耳を傾けろ」という病院の一貫した指導方針があり，病気に関することから時に人生の学びに至るまで，患者から多くの言葉をいただきました．とりわけ，腹痛や便性状異常など機能性消化管疾患を疑うような相談はよく出てきます．患者—医師関係を築くにあたって，何の病態背景の説明もなしに「気のせいですよ」とは言えず，処方といっても自身の引き出しが少なく…．この病態を自身でどうにか「腹落ち」させたいとモヤモヤしていました．そんな当時の記憶や，実際に先生方からいただいた質問などをもとに作成しました．

　本書は初学者向けに，特に IBS について解説しています．そのため，たとえば炎症性腸疾患寛解期の腹痛・下痢症状の遷延，身体表現性障害と腹部症状など，実臨床で時々遭遇して悩むような内容（実際，これらの対処法について情報がほしい先生も多いかと思います）についてあまり触れておりません．今後，幅広い専門分野の先生方との交流を通じて，これらの一歩進んだ疾患対処法などにも踏み込んでいければとも思います．

　最後に，本書を作成するにあたり，多大なるお力添えをいただいた南江堂編集部の皆様に感謝申し上げます．長らく機能性消化管疾患，中でも IBS についてご指導いただいた東北大学大学院医学系研究科行動医学の福土審教授，教室の皆様，共同研究先の先生方，そして現在の職場でもあり最高のチームと思ってやまない仙台厚生病院消化器内科の先生方に心より御礼申し上げます．また，目の前の現象について「なぜ？」と考え深掘りすることの大切さ，臨床家として真摯であることを厳しくご指導いただき，機能性消化管疾患という分野へ進むきっかけとなった済生会新潟病院の本間照先生，新潟県立新発田病院，ならびにこれまでご指導いただいた先生方に心より感謝申し上げます．そして，多大な面倒をかけながらも支えてくれた家族に改めてありがとう．

索 引

和文索引

：欧文索引：

著者紹介

田中　由佳里　Yukari Tanaka

仙台厚生病院消化器内科医師
東北大学大学院医学系研究科行動医学非常勤講師

略歴

2006 年	新潟大学医学部医学科卒業
2006 年	新潟県立新発田病院初期研修
2008 年	新潟大学医歯学総合病院消化器内科
2013 年	東北大学大学院医学系研究科医学博士
2014 年	東北大学東北メディカル・メガバンク機構助教
2018 年	東北大学大学院医学系研究科行動医学助教
2019 年	仙台厚生病院消化器内科医師
	現在に至る

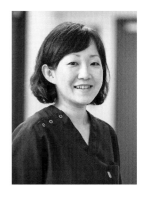

　総合内科専門医，日本消化器病学会専門医，日本消化器内視鏡学会専門医，日本プライマリ・ケア学会認定医・指導医．米国消化器病学会 Morti L. and Kamla Rustgi International Travel Award，Young Investigator's Award，日本-欧州消化器病学会 Rising Stars，東北大学総長賞，日本消化器関連学会週間（JDDW）若手奨励賞など国内外の受賞歴あり．その他，IBS のアプリ開発や IBS の啓蒙サイト "おなかハッカー" などを主催．東北アクセラレーター選出，仙台市 LIFE-TECH INNOVATION SENDAI チャレンジラウンド Innovator 賞受賞など，分野横断的活動も行っている．

IBS の診かたでお困りですか？　内科外来診療術

2020 年 12 月 15 日　発行	著　者　田中由佳里
	発行者　小立鉦彦
	発行所　株式会社　南 江 堂
	〒113-8410　東京都文京区本郷三丁目42番6号
	☎ (出版) 03-3811-7236　(営業) 03-3811-7239
	ホームページ https://www.nankodo.co.jp/
	印刷・製本　真興社
	装丁　アメイジングクラウド

Helping patients with IBS: Clinical guide for doctors
©Nankodo Co., Ltd., 2020

Printed and Bound in Japan
ISBN978-4-524-22635-1